DEN

FEDE BOMBER VÆSENTLIGE BOG

100 LÆKRE BOMBER TIL EN KETOGEN KOST

Noah Søgaard

Ansvarsfraskrivelse

Oplysningerne i denne e-bog er beregnet til at tjene som en omfattende samling af strategier, som forfatteren af denne e-bog har forsket i. Resuméer, strategier, tips og tricks anbefales kun af forfatteren, og læsning af denne e-bog garanterer ikke, at ens resultater nøjagtigt vil afspejle forfatterens resultater. Forfatteren af e-bogen har gjort alle rimelige anstrengelser for at give aktuelle og nøjagtige oplysninger til e-bogens læsere. Forfatteren og dens medarbejdere vil ikke blive holdt ansvarlige for eventuelle utilsigtede fejl eller udeladelser, der måtte blive fundet. Materialet i e-bogen kan indeholde oplysninger fra tredjeparter. Tredjepartsmateriale omfatter meninger udtrykt af deres ejere. Som sådan påtager forfatteren af e-bogen sig ikke ansvar eller ansvar for noget tredjepartsmateriale eller udtalelser.

INDHOLDSFORTEGNELSE

INTRODUKTION

Selvom du ikke følger en keto-diæt med højt fedtindhold og lavt kulhydratindhold, har du sikkert hørt om fedtbomber. Dette gæsteindlæg af Janine fra Keto Domain besvarer alle dine spørgsmål om fedtbomber, herunder hvad de er, hvorfor spise dem, og hvordan man laver dem!

Fedtbomber er at keto, hvad granola er for vegetarer. Det er en morgenmadsmad på farten, en eftermiddagssnack og en brændstofinjektor før træning. I både salte og søde varianter er keto-fedtbomber altid fyldt med naturlige, sunde fedtstoffer.

1. Svinekød bomber

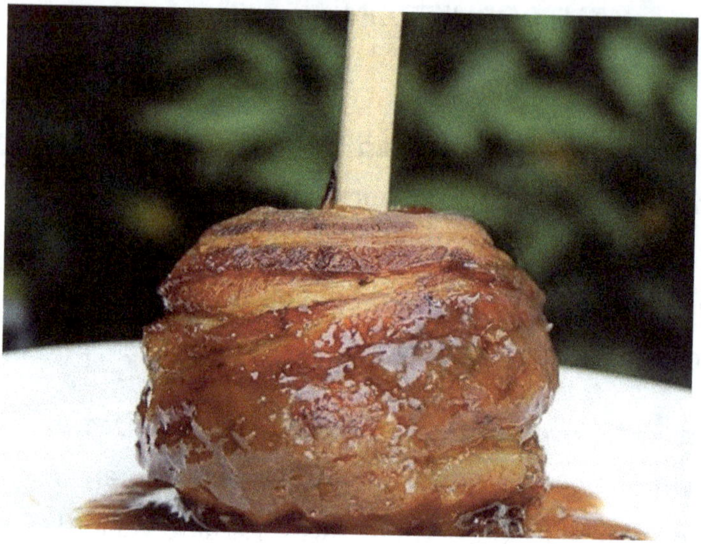

INGREDIENSER:

- 8 skiver bacon uden tilsat sukker
- 8 ounce Braunschweiger ved stuetemperatur
- $^{1}/_{4}$kop hakkede pistacienødder
- 6 ounce ($^{3}/_{4}$kop) flødeost, blødgjort til stuetemperatur
- 1 tsk dijonsennep

VEJBESKRIVELSE:

a) Steg bacon i en medium stegepande over medium varme, indtil det er sprødt, 5 minutter på hver side. Afdryp på køkkenrulle og lad afkøle. Når det er afkølet, smuldres det i små baconstykker.

b) Placer Braunschweiger med pistacienødder i en lille foodprocessor og pulsér, indtil det lige er blandet.

c) Brug en stavblender til at piske flødeost og dijonsennep i en lille røreskål, indtil det er blandet og luftigt.

d) Fordel kødblandingen i 12 lige store portioner. Rul til kugler og dæk i et tyndt lag flødeostblanding.

e) Afkøl mindst 1 time. Når du er klar til at servere, læg baconstykker på en mellemstor tallerken, rul kugler igennem, så de bliver jævnt, og nyd.

f) Fedtbomber kan opbevares på køl i en lufttæt beholder i op til 4 dage.

2. Jordnøddesmør fedtbomber

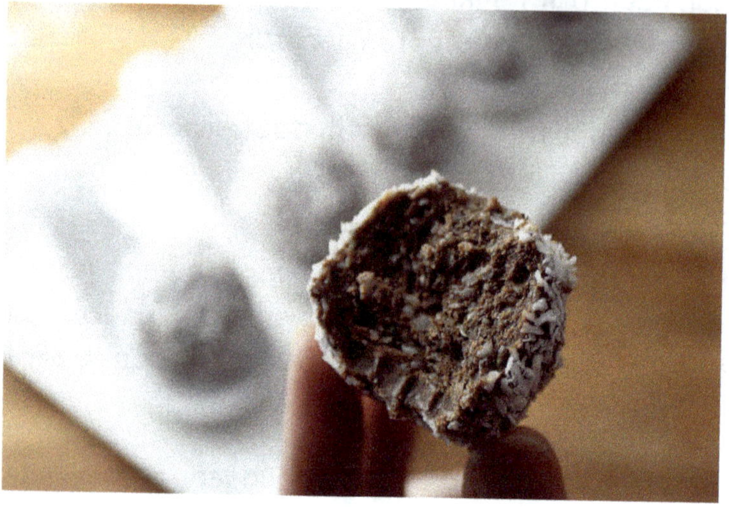

Gør 8

INGREDIENSER

- 1/2 kop kokosolie
- 1/4 kop kakaopulver
- 2 spiseskefulde jordnøddesmørpulver
- 2 spsk afskallede hampefrø
- 2 spiseskefulde vegansk tung creme
- 1 tsk vaniljeekstrakt
- 28 dråber flydende stevia
- 1/4 kop usødet strimlet kokosnød

VEJBESKRIVELSE

a) Bland alle de tørre ingredienser med kokosolie i en røreskål.

b) Bland den tunge fløde, vaniljeekstrakt og flydende stevia i.

c) Mål usødet knust kokos på en tallerken.

d) Brug dine hænder, rul kuglerne ud og rul dem derefter i usødet strimlet kokosnød.

e) Læg på en bageplade beklædt med bagepapir. Stil til side i cirka 15 minutter i fryseren.

3. Ahorn pecan fede bombebarer

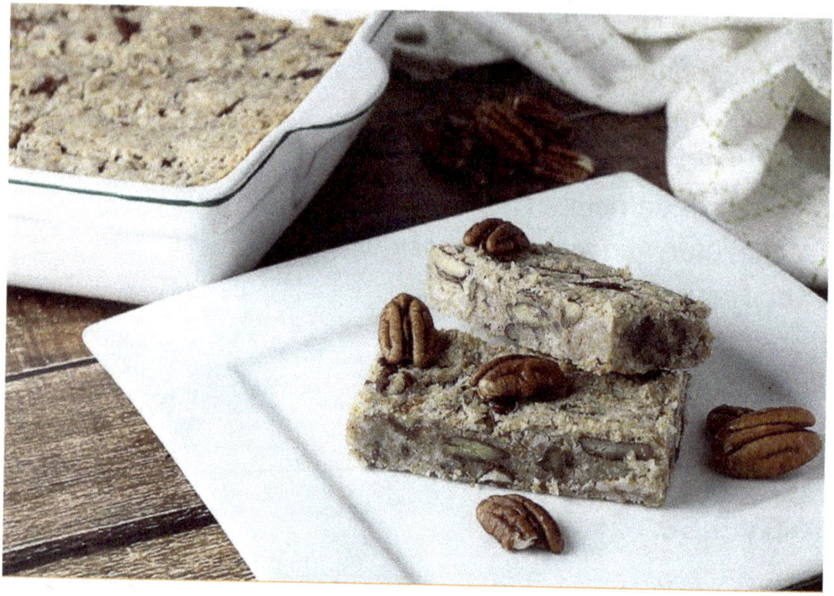

Gør 12

INGREDIENSER

- 2 kopper Pecan Halve
- 1 kop mandelmel
- 1/2 kop gyldent hørfrømel
- 1/2 kop usødet strimlet kokosnød
- 1/2 kop kokosolie
- 1/4 kop ahornsirup
- 1/4 tsk flydende stevia

VEJBESKRIVELSE

a) Forvarm ovnen til 350°F og bag pelikanhalvdelene i 5 minutter.

b) Tag pekannødderne ud af ovnen og læg dem i en plastikpose. Knus dem med en kagerulle for at lave bidder.

c) I en røreskål kombineres de tørre ingredienser: Mandelmel, gyldent hørfrømel og revet kokos og de knuste pekannødder.

d) Tilsæt kokosolie ahornsirup og flydende stevia. Bland alle ingredienserne i en stor røreskål, indtil der dannes en smuldrende dej.

e) Læg dejen i et ildfast fad og tryk den ned.

f) Bages i 15 minutter ved 350F, eller indtil siderne er forsigtigt brunede.

g) Brug en spatel, skær i 12 skiver og server.

4. Napolitanske fede bomber

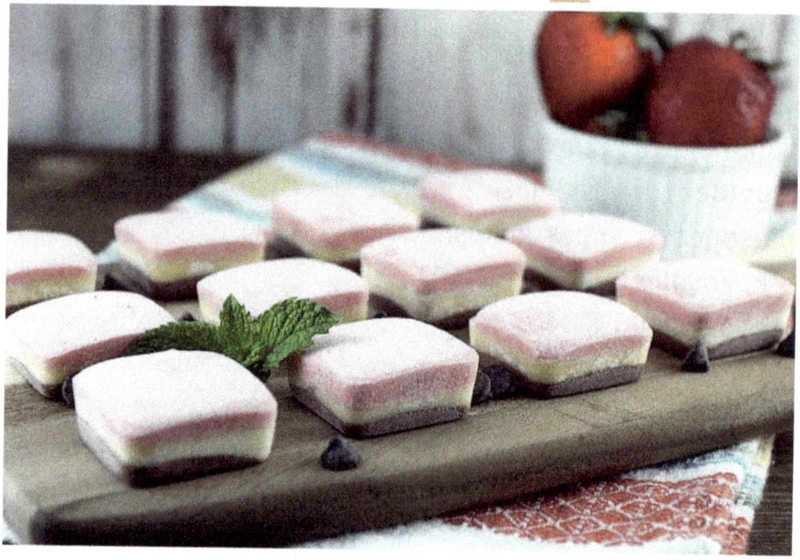

INGREDIENSER

- 1/2 kop smør
- 1/2 kop kokosolie
- 1/2 kop creme fraiche
- 1/2 kop flødeost
- 2 spiseskefulde Erythritol
- 25 dråber flydende stevia
- 2 spsk kakaopulver
- 1 tsk vaniljeekstrakt
- 2 mellemstore jordbær

VEJBESKRIVELSE

1. I en skål kombineres smør, kokosolie, creme fraiche, flødeost, erythritol og flydende stevia.
2. Brug en stavblender til at blende ingredienserne sammen til en jævn blanding.
3. Fordel blandingen i 3 forskellige skåle. Tilsæt kakaopulver til en skål, jordbær til en anden skål og vanilje til den sidste skål.
4. Bland igen alle ingredienserne med en stavblender. Adskil chokoladeblandingen i en beholder med en tud.
5. Hæld chokoladeblandingen i fedtbombeformen. Stil i fryseren i 30 minutter, og gentag derefter med vaniljeblandingen.

6 Frys vaniljeblandingen i 30 minutter, og gentag derefter processen med jordbærblandingen. Frys igen i mindst 1 time.

7 Når de er helt frosne, fjernes de fra fedtbombeformene.

5. Kokosappelsin cremesicle fedtbomber

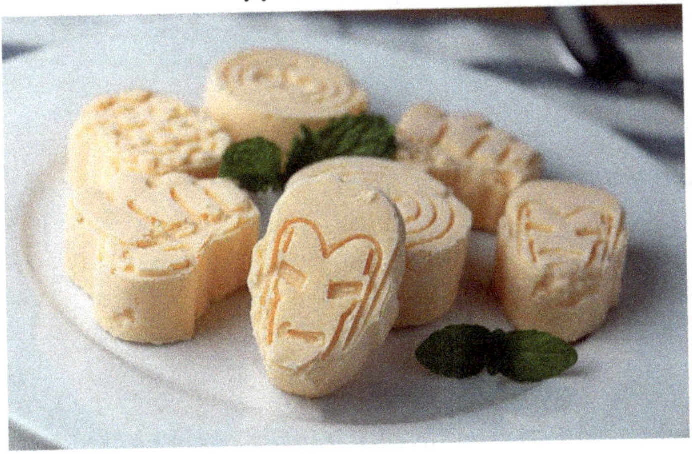

INGREDIENSER

- 1/2 kop kokosolie
- 1/2 kop kraftig piskefløde
- 4 oz. Flødeost
- 1 tsk appelsin vanilje
- dråber flydende stevia

VEJBESKRIVELSE

1 Mål kokosolie, tung fløde og flødeost af.

2 Brug en stavblender til at blande alle ingredienserne. Hvis du har svært ved at blande ingredienserne, kan du mikroovne dem i 30 sekunder til 1 minut for at blødgøre dem.

3 Tilsæt Orange Vanilla Mio og flydende stevia i blandingen, og bland sammen med en ske.

4 Fordel blandingen i en silikonebakke (Min er en fantastisk Avenger's Ice Cube Tray) og frys i 2-3 timer.

5 Når den er hærdet, fjernes den fra silikonebakken og opbevares i fryseren. God fornøjelse!

6. Velsmagende pizza-fedtbomber

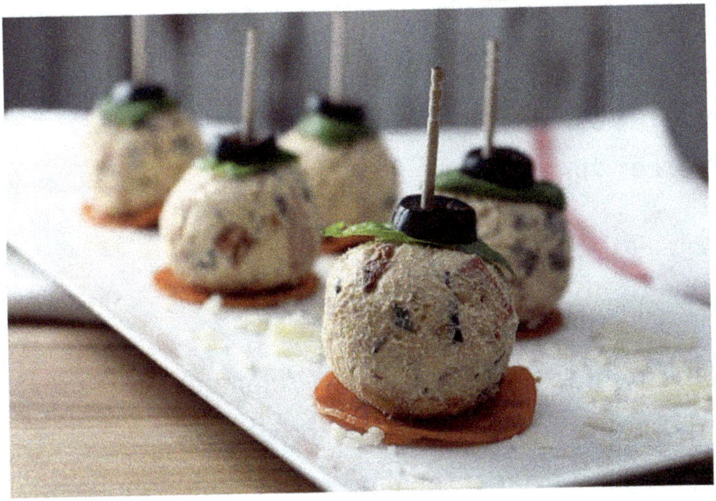

INGREDIENSER

- 4 oz. Flødeost
- skiver Pepperoni
- udstenede sorte oliven
- 2 spsk soltørret tomatpesto

VEJBESKRIVELSE

1 Skær pepperoni og oliven i små stykker.
2 Bland basilikum, tomatpesto og flødeost sammen.
3 Tilsæt oliven og pepperoni i flødeosten og bland igen.
4 Form til kugler, og pynt derefter med pepperoni, basilikum og oliven.

7. Ingen bage chokolade jordnøddesmør fedt bomber

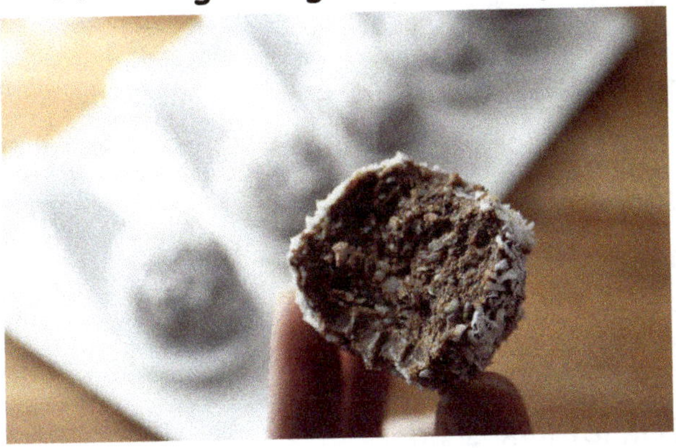

INGREDIENSER

- 1/2 KOP kokosolie
- 1/4 kop kakaopulver
- spiseskefulde PB Fit Powder
- spiseskefulde afskallede hampefrø
- 2 spsk Heavy Cream
- 1 tsk vaniljeekstrakt
- 28 dråber flydende stevia
- 1/4 kop usødet strimlet kokosnød

VEJBESKRIVELSE

1 Bland alle de tørre ingredienser sammen med kokosolie. Det kan tage lidt arbejde, men det vil i sidste ende blive til en pasta.

2 Tilsæt tung fløde, vanilje og flydende stevia. Bland igen, indtil alt er blandet og let cremet.

3 Mål usødet revet kokos op på en tallerken.

4 Rul kugler ud med hånden og rul derefter i den usødede revne kokosnød. Lægges på en bageplade dækket med bagepapir. Stil i fryseren i cirka 20 minutter.

8. Jalapeno popper fede bomber

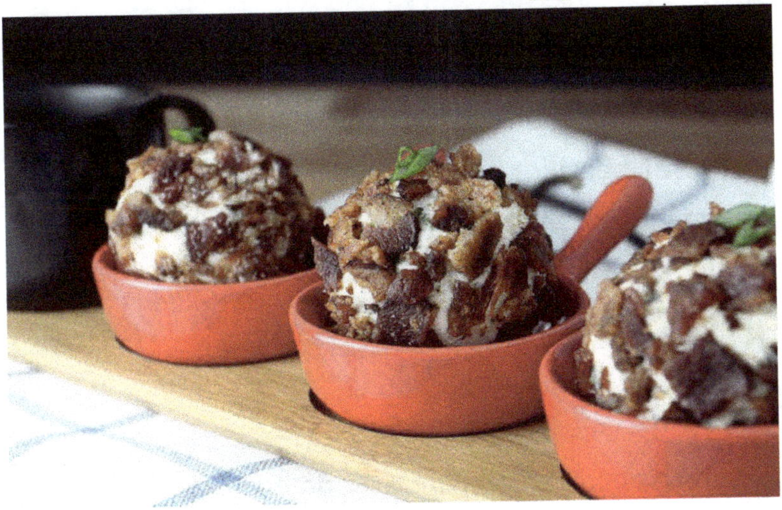

INGREDIENSER

- 3 oz. Flødeost
- 3 skiver bacon
- 1 mellemstor Jalapeno Peber
- 1/2 tsk tørret persille
- 1/4 tsk Løgpulver
- 1/4 tsk hvidløgspulver
- Salt og peber efter smag

VEJBESKRIVELSE

1. Steg 3 skiver bacon på en pande til de er sprøde.
2. Fjern bacon fra panden, men behold det resterende fedt til senere brug.
3. Vent til bacon er afkølet og sprødt.
4. Fjern frø af jalapenopeber, og skær derefter i små stykker.
5. Kombiner flødeost, jalapeno og krydderier. Smag til med salt og peber-
6. efter smag.
7. Tilsæt baconfedtet og bland det sammen, indtil der er dannet en fast blanding.
8. Smuldr bacon og kom på en tallerken. Rul flødeostblandingen til kugler med hånden, og rul derefter kuglen ind i baconen.

9. Osteagtige baconbomber

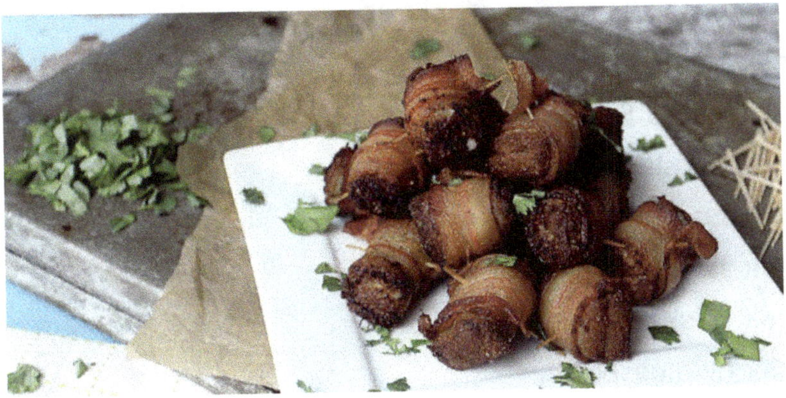

INGREDIENSER

- 3 oz. Mozzarella ost
- spiseskefulde Mandelmel
- spiseskefulde Smør, smeltet
- 3 spiseskefulde Psyllium Husk Powder
- 1 stort æg
- 1/4 tsk salt
- 1/4 tsk friskkværnet sort peber
- 1/8 tsk hvidløgspulver
- 1/8 tsk Løgpulver
- skiver bacon
- 1 kop olie, svinefedt eller talg (til stegning)

VEJBESKRIVELSE

1. Tilføj 4 oz. (halv) Mozzarella ost til en skål.
2. Mikroovn 4 spsk smør i 15-20 sekunder eller indtil det er smeltet helt.
3. Mikroovn ost i 45-60 sekunder, indtil den er smeltet og klistret (bør være en
4. Tilsæt 1 æg og smør til blandingen og bland godt.
5. Tilsæt 4 spsk mandelmel, 3 spsk Psyllium husk og resten af dine krydderier til blandingen (1/4 tsk salt, 1/4 tsk friskkværnet sort peber, 1/8 tsk hvidløgspulver og 1/8 tsk løgpulver).

6. Bland det hele sammen og hæld det ud på en silpat. Rul dejen ud, eller form dejen til et rektangel med dine hænder.
7. Fordel resten af osten over halvdelen af dejen og fold dejen over på langs.
8. Fold dejen igen lodret, så du danner en firkantet form.
9. Krymp kanterne med fingrene og pres dejen sammen til et rektangel. Du ønsker, at fyldet skal være tæt indeni.
10. Brug en kniv til at skære dejen i 20 firkanter.
11. Skær hver skive bacon i halve, og læg derefter firkanten for enden af 1 stykke bacon.
12. Rul dejen stramt ind i baconen, indtil enderne overlapper hinanden. Du kan "strække" din bacon, hvis du har brug for det, inden du ruller.
13. Brug en tandstik til at sikre baconen, når du har rullet den.
14. Gør dette for hvert stykke dej, du har. Til sidst vil du have 20 osteagtige baconbomber.
15. Varm olie, svinefedt eller talg op til 350-375F og steg derefter de osteagtige baconbomber 3 eller 4 stykker ad gangen.

10. Kokosfedtbomber

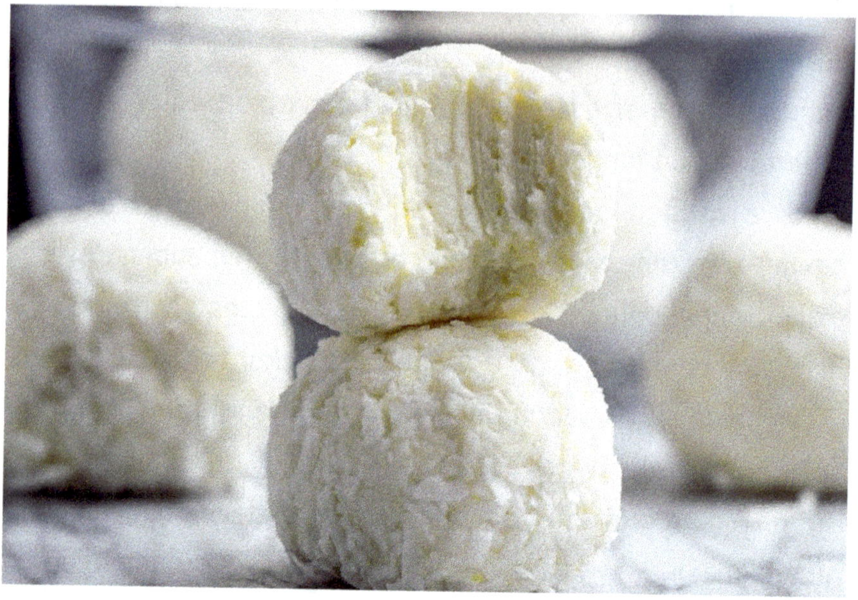

INGREDIENSER

- 30 g kokossmør
- 15 g kokosolie
- 15 g dobbelt creme
- 2 g kakao
- $\frac{1}{4}$ teskefuld flydende sødemiddel.

VEJLEDNING

Reserver kakaoen.

Smelt kokosolien og kokossmørret sammen, når det er koldt, rør fløde og væske i

sødemiddel.

Kom blandingen i 6 kasser og stil den i køleskabet for at sætte sig.

Smelt den resterende blanding i et par sekunder i en mikrobølgeovn, rør kakao og 10 ml kogende vand i, bland godt.

Læg oven på den indstillede halvdel, sæt i køleskabet for at sætte sig.

Når indstillet vil du opdage, at de har sendt ind til 3 lag! Bare rolig, hvis de ikke gør det, de vil stadig være velsmagende.

11. Allehånde mandelfedtbomber

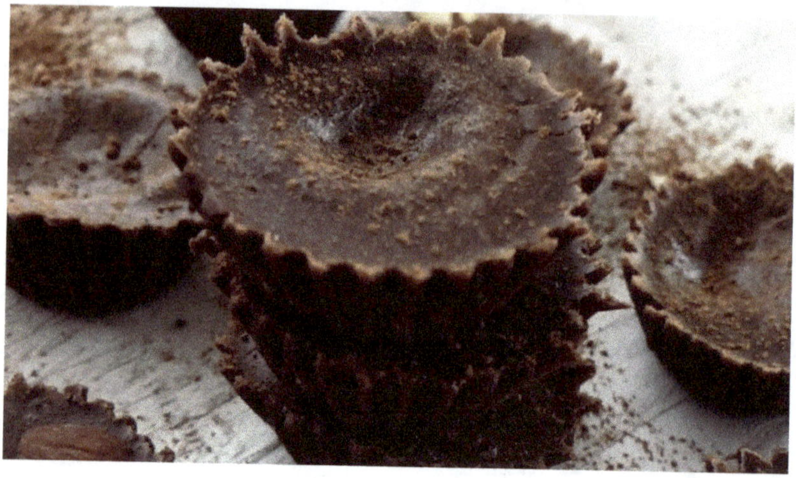

Portioner: 8

INGREDIENSER

- 10 spsk mandelsmør
- 5 spsk tung fløde
- 4 spsk kokosolie
- 2 tsk kakaopulver
- 1/4 tsk allehånde
- 6 dråber flydende stevia (eller lign.)

VEJBESKRIVELSE

Blend alle ingredienser sammen og pres dem i kopper, en form eller beholder.

Frys i cirka 2 timer, tag ud og nyd.

Valgfrit: Top med hakkede mandler

12. Vanilje Mokka Fat Bomb Pops

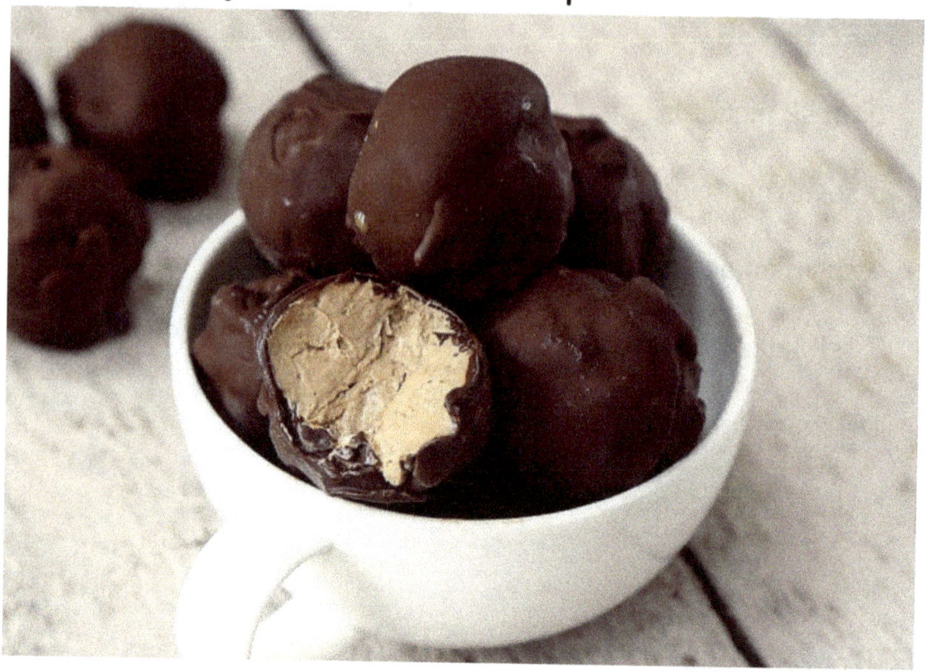

Portioner: 6

INGREDIENSER

- 4 spsk usaltet smør
- 2 spsk tung fløde
- 1/2 tsk vaniljeekstrakt
- 4 spsk kokosolie
- 1 1/2 spsk kakaopulver
- 1/2 tsk kaffeekstrakt, valgfri
- stevia, efter smag

VEJBESKRIVELSE

Lav vaniljelagen: Blødgør smør i mikroovnen, indtil det er flydende. Tilsæt 2 spsk fløde og rør rundt. Sæt til side

Når det er afkølet, tilsæt vaniljen og blend godt.

Lav mokkalagen: Bland kokosolie, kakaopulver, kaffeekstrakt og stevia sammen.

Hæld vaniljeblandingen i muffinsforme og lav det nederste hvide lag. Sæt i køleskabet, indtil det er fast, cirka 15 minutter.

Tag ud af køleskabet og hæld mokkablandingen i, fylde kopper til toppen.

Tilsæt ispinde og frys i 20 til 30 minutter.

13. Jello Cheesecake Cookies

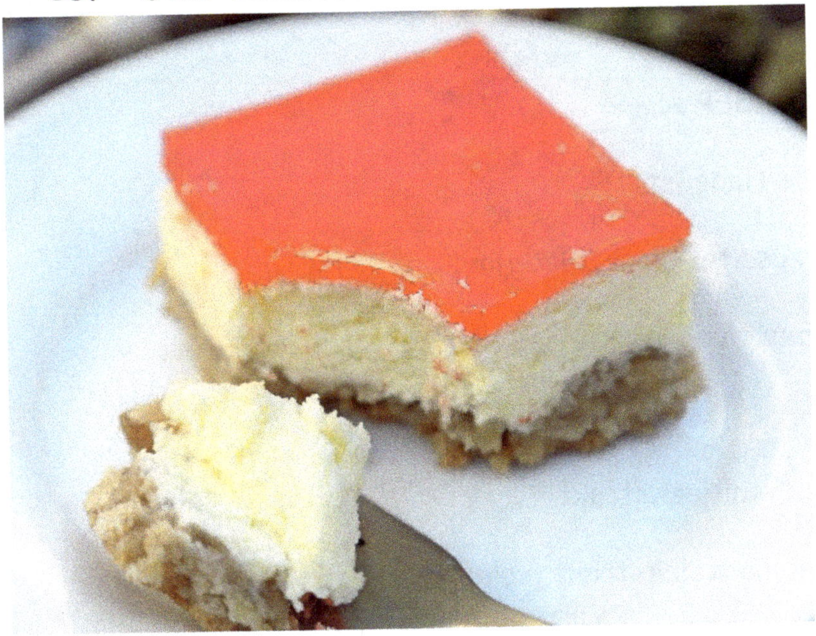

Portioner: 12

INGREDIENSER

- 6 ounce flødeost
- 4 spsk usaltet smør, blødgjort
- 8 dråber flydende stevia (eller tilsvarende)
- 1 æg
- 1/2 tsk vaniljeekstrakt
- 1/4 tsk mandelekstrakt (valgfrit)
- 1 pkg sukkerfri Jello, enhver smag
- 1/8 tsk havsalt
- 1/2 tsk bagepulver
- 1 c mandelmel (eller halv mandel, halv kokosmel)

VEJBESKRIVELSE

Blødgør flødeost og smør. Pisk sammen med sødemiddel og ekstrakter. Bland i salt og en 4 oz pakke sukkerfri Jello (gelatine, budding, vanillecreme osv.)

Pisk bagepulver i mandelmelet. Tilføj denne tørre blanding langsomt til den våde blanding et par spiseskefulde ad gangen. Blend godt med en gaffel til en let klistret dej.

Pak dejen ind og stil den i køleskabet, indtil den er fast, mindst 30 minutter, op til 12 timer.

Rul dejen til en tomme kugler og læg dem på en forberedt bageplade. Lad omkring en tomme mellem hver cookie.

Brug en gaffel, tommelfingeren eller bunden af et glas til at flade kagerne ud. Disse spredes ikke under bagningen.

Tynde, flade småkager er sprødere, bager hurtigere og brænder let. Se de sidste par minutter! Bages i 6-8 minutter ved 325 F.

Tag den ud af ovnen og lad den køle af i 3 minutter, før den flyttes til en rist eller tilsvarende. Lad cookies køle helt af inden servering, ellers smuldrer de.

14. Sorte og hvide pebermyntebomber

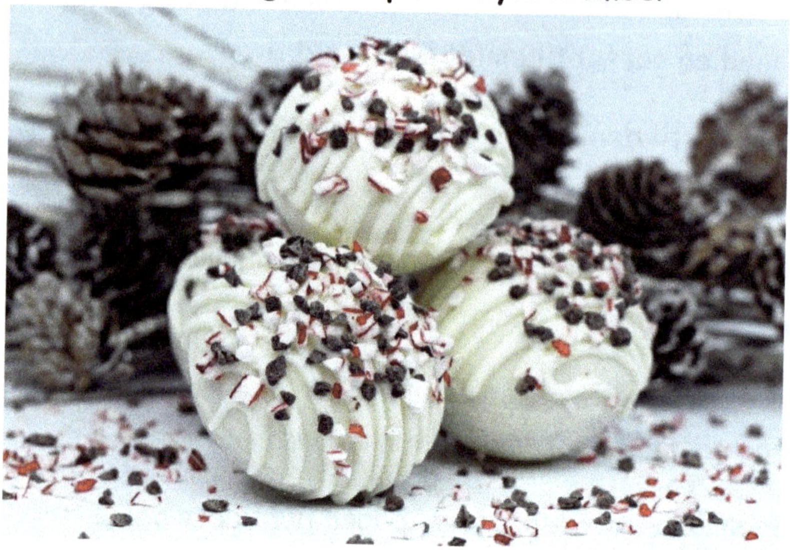

Portioner: 12

INGREDIENSER

- 3/4 c kokossmør
- 1/3 c kokosstrimler
- 3 spsk kokosolie
- 2 tsk usødet kakaopulver
- 1/2 tsk pebermynteekstrakt
- flydende stevia (eller ækvivalent), efter smag

VEJBESKRIVELSE

Kombiner kokossmør, revet kokos, 1 spsk af kokosolie og pebermynteekstrakt. Bland godt og hæld i forme eller mini cupcake liners / muffinsforme, fyldes halvvejs.

Stil i køleskabet for at hærde (ca. 15 minutter).

Bland de resterende 2 spsk kokosolie og kakaopulver sammen. Tag blandingen ud af køleskabet og hæld kakaoblandingen ovenpå. Sæt tilbage i køleskabet, indtil den er fast.

Før servering tages den ud af køleskabet og stilles på bordet i cirka 5 minutter.

15. Brombær nøddefedtbomber

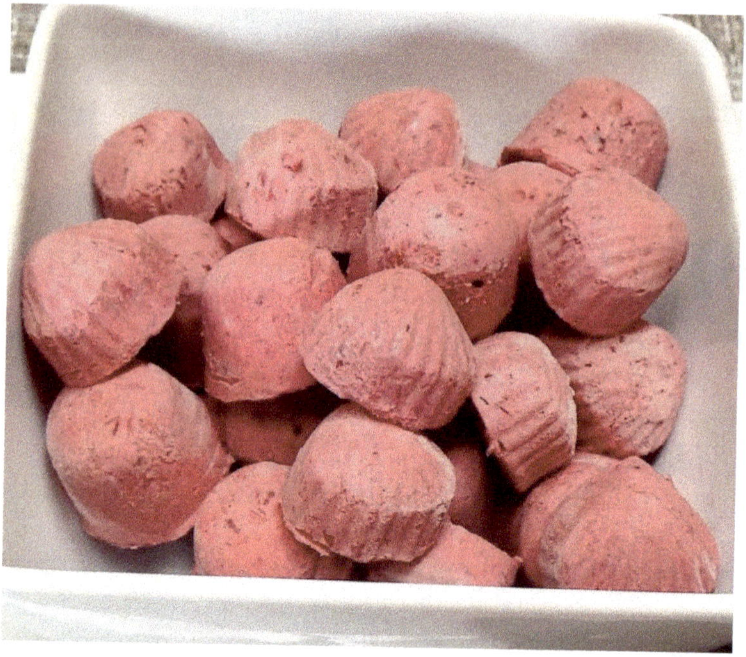

Portioner: 12

INGREDIENSER

- 2 ounce macadamianød, knust
- 4 ounce neufchatel ost
- 1 c brombær
- 3 spsk mascarpone ost
- 1 c kokosolie
- 1 c kokossmør
- 1/2 tsk vaniljeekstrakt
- 1/2 tsk citronsaft
- Foretrukken sødemiddel efter smag, valgfrit

VEJBESKRIVELSE

Knus macadamianødderne og pres dem ned i bunden af en ovn eller form.

Bag 5 til 7 minutter ved 325 F, eller indtil gyldenbrun.

Tag ud af ovnen og lad køle lidt af.

Fordel et lag blødgjort flødeost over nødde-"skorpen".

Bland brombær, mascarponeost, kokosolie, kokossmør, vanilje, citronsaft og sødemiddel (valgfrit) sammen i en skål, indtil det er glat og godt blandet.

Hæld blandingen over flødeostlaget. Frys i 30 minutter til en time. Tag ud og opbevar i køleskabet.

16. Bacon Ahorn Smør Fedtbomber

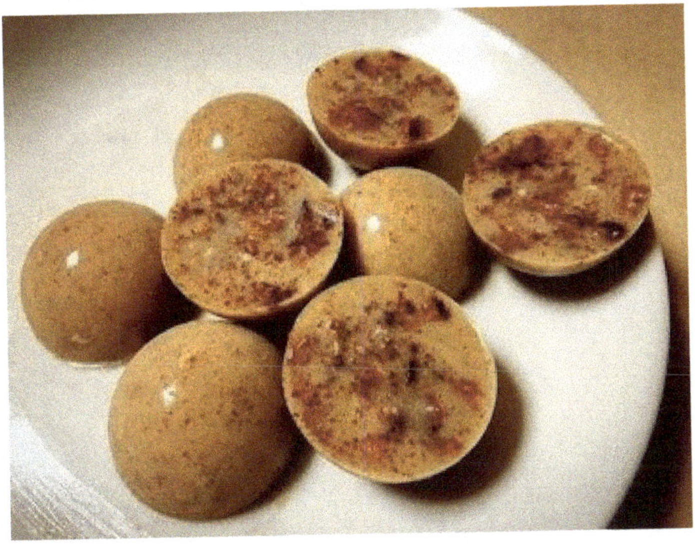

Portioner: 12

INGREDIENSER

- 8 ounce neufchatel ost, blødgjort
- 1/2 c usaltet smør
- 4 tsk baconfedt
- 4 spsk kokosolie
- 8 baconskiver, kogt og smuldret
- 1/4 c sukkerfri ahornsirup
- ELLER ahornekstrakt og flydende stevia (eller tilsvarende), efter smag

VEJBESKRIVELSE

Bland alle ingredienserne, sæt lidt smuldret bacon til side og smelt langsomt i mikrobølgeovnen i 10 sekunders intervaller, indtil det er glat.

Hæld i et fad eller gryde og stil i fryseren, indtil det er fast, cirka 15 minutter.

Tag ud af fryseren, drys med mere smuldret bacon, skær i skiver og server.

17. Græskar Cheesecake Fedtbomber

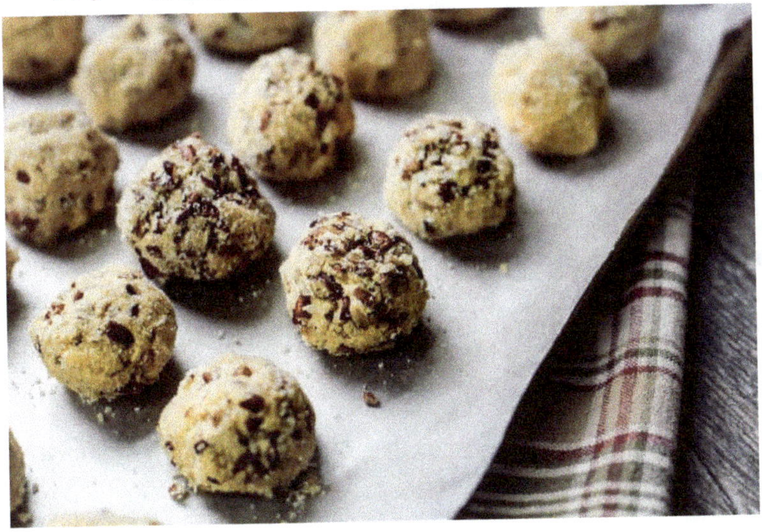

Portioner: 8

INGREDIENSER

- 1/2 c usaltet smør
- 8 ounce neufchatel ost
- 1/2 c græskar, pureret
- 1/4 hakkede pekannødder
- 2 tsk vaniljeekstrakt
- 1 tsk kanel
- 1/2 tsk græskarkrydderi
- 1/8 tsk havsalt
- 12 dråber flydende stevia (eller ækvivalent)

VEJBESKRIVELSE

Smelt smør over medium høj varme, rør ofte.

Tilsæt pureret græskar og fortsæt med at piske. Tilsæt flødeost, stevia, pekannødder og krydderier. Pisk til det er glat, og tilsæt derefter vaniljeekstrakt.

Bland helt og fjern fra varmen. Beklæd en 9 tommer pande eller fad med vokspapir og hæld fudgeblanding i panden.

Drys med flere pekannødder, hvis det ønskes, og stil dem i fryseren i 24 timer. Når du er klar til at skære, fjernes ved at trække i vokspapiret. Skær i portionsstørrelser.

Opbevar i en beholder i fryseren indtil servering.

18. Blåbær kokoscreme fedtbomber

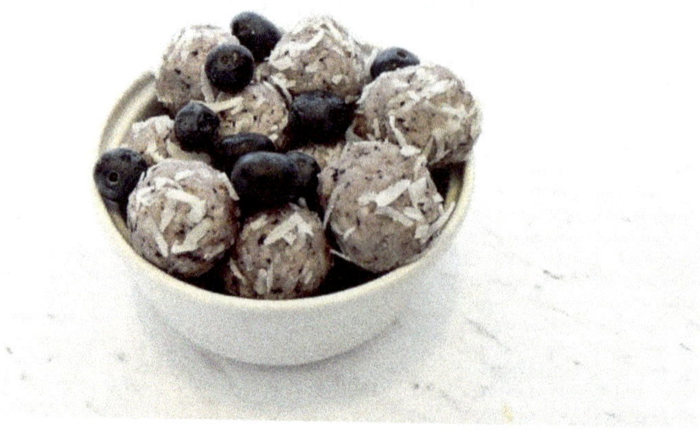

Portioner: 16

INGREDIENSER

- 1 c blåbær
- 8 ounce usaltet smør
- 4 ounce neufchatel ost, blødgjort
- 1/4 c kokosfløde
- 3/4 c kokosolie
- flydende stevia (eller ækvivalent), efter smag
- Hele bær

VEJBESKRIVELSE

Læg knuste blåbær i bunden af et fad eller pande. I en gryde ved svag varme smeltes smør og kokosolie. Fjern fra varmen og afkøl i 5 minutter.

Tilsæt de resterende ingredienser og pisk godt med et piskeris eller stavblender, tilsæt stevia langsomt.

Hæld blandingen i gryden og stil den i fryseren i 1 time. Skær den i skiver inden servering og top med et par hele blåbær.

19. Peanut Butter Kanel Chokolade Bomber

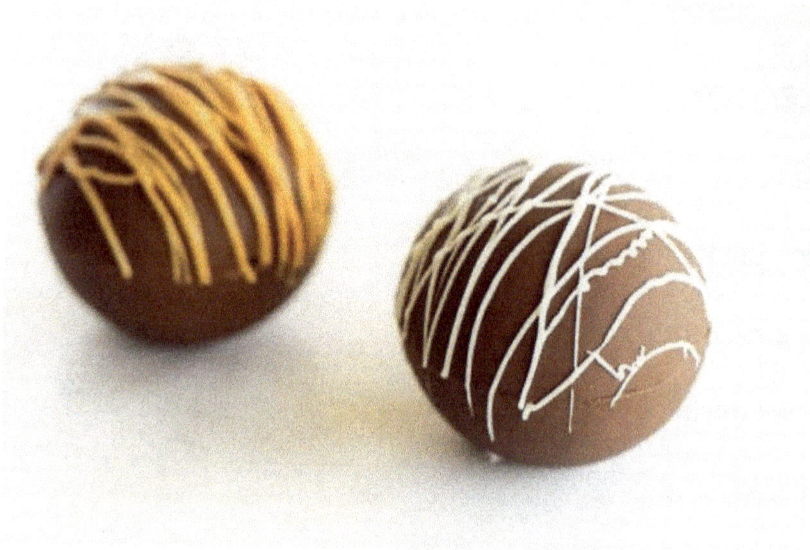

Portioner: 12

INGREDIENSER

- 4 spsk kokosolie
- 4 spsk kakaopulver
- 1/4 c valnødder, hakket
- 1/2 c jordnøddesmør
- Stevia (eller tilsvarende), efter smag
- 1 tsk vaniljeekstrakt
- 1/4 spsk kanel
- havsalt efter smag

VEJBESKRIVELSE

Smelt kokosolie i en mikrobølgeovn i 45 sekunder.

Rør kakao, Splenda og vanilje i, bland godt, indtil det er glat. Vend hakkede nødder i.

Hæld chokoladeblandingen i en pande eller et fad og fordel jævnt.

Bland kanel og jordnøddesmør sammen, og hæld forsigtigt over chokoladeblandingen.

Drys med havsalt, og frys derefter i 20 minutter. Skær i skiver inden servering.

20. Mandel kokos fedt bomber

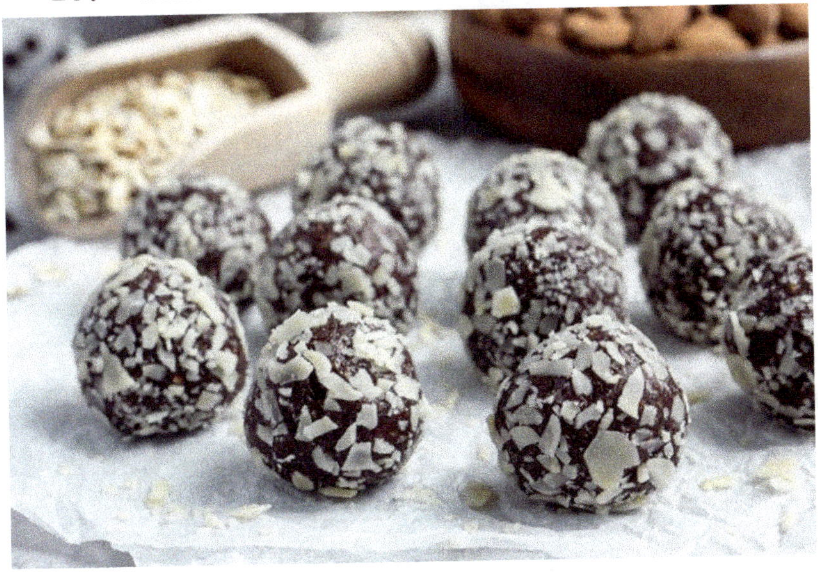

Portioner: 12

INGREDIENSER

SKORPE

- 4 ounce macadamianødder
- strejf salt
- 4 spsk mandelsmør

KOKOSLAG

- 1/4 c usødet strimlet kokosnød
- 6 spsk kokosolie, smeltet

CHOKOLADE LAG

- 4 spsk kakaopulver
- 2 spsk kokosolie
- stevia (eller ækvivalent), efter smag

VEJBESKRIVELSE

Lav skorpelaget: Puls eller knus macadamianødderne og salt til det er fint malet. Tilsæt mandelsmør og bland. Tryk blandingen i en gryde eller et lille fad.

Lav kokoslaget: I en skål røres strimlet kokos og kokosolie sammen.

Fordel kokosblandingen over skorpen, dup ned og stil til side.

Lav chokoladelaget: Bland kakaopulveret i kokosolien til det er glat. Tilsæt stevia (eller ækvivalent) efter smag. Hæld chokoladesaucen over kokoslagen. Glat med en spatel.

Stil i køleskabet eller fryseren, indtil den er fast, cirka 1 til 2 timer.

21. Fire krydderi fedtbomber

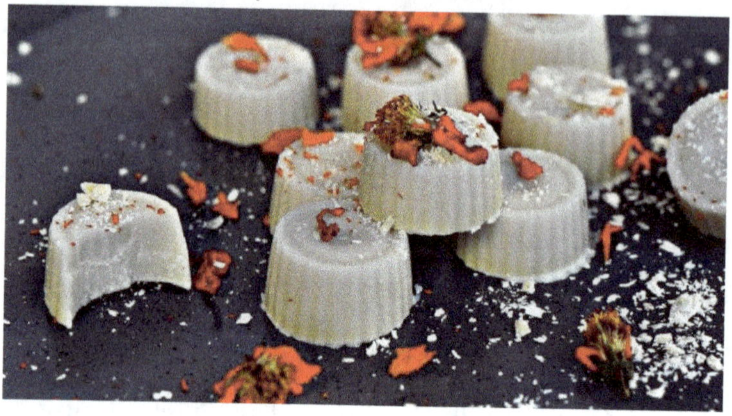

Portioner: 6

INGREDIENSER

- 8 ounce neufchatel ost, blødgjort
- 1 tsk flydende stevia (eller lign.)
- 1 tsk ingefær
- 1 spsk kanel
- 1/2 tsk nelliker, stødt
- 1/2 tsk muskatnød
- 3/4 c kokosolie

VEJBESKRIVELSE

Kom alle ingredienser i en foodprocessor - undtagen kokosolien.

Bearbejd langsomt, og hæld kokosolien i flødeosten til sidst. Bemærk: Hæld MEGET langsomt i en tynd stråle.

Del i 6 små stykker og rul til kugler. Stil på køl i 15 minutter og top med en klat smeltet, sukkerfri eller mørk chokolade.

Sæt tilbage i køleskabet, indtil den skal spises.

22. Chokolade Jordnøddesmør Kokosbomber

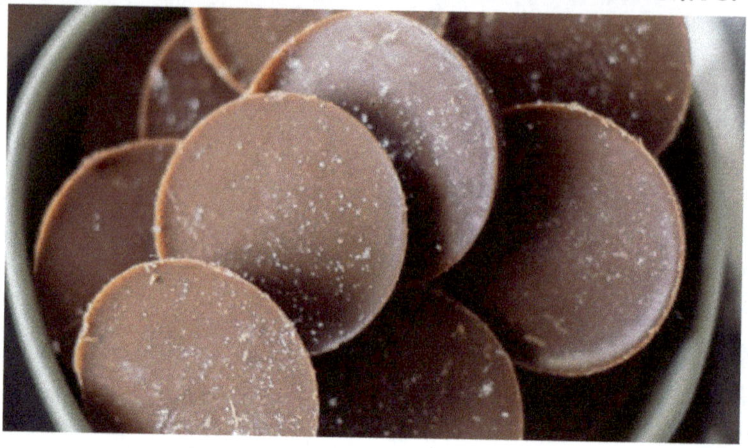

Portioner: 10

INGREDIENSER

- 3/4 c kokosolie
- 1/4 c kakaopulver
- 1/4 c jordnøddesmør
- flydende stevia (eller ækvivalent), efter smag

VEJBESKRIVELSE

Varm kokosolie op, indtil den er smeltet. Fordel i tre skåle.

I en skål røres kakaopulveret i, indtil det er helt opløst. Tilsæt flydende stevia efter smag.

Tilsæt jordnøddesmør til kokosolien i en anden skål og blend, indtil det er glat. Tilsæt stevia efter smag.

I den sidste skål tilsættes 1 tsk kokosolie og stevia efter smag.

Brug en firkantet form eller muffinsforme til at lave en enkelt portion fedtbomber. Fordel olien med chokoladesmag mellem 10 små kopper. Stil blandingen i køleskabet, indtil den er fast, cirka 10 minutter.

Hæld jordnøddesmørblandingen oven på chokoladelaget. Vend tilbage til køleskabet for at sætte sig.

Når de er faste, tages formene ud af køleskabet og det resterende klare kokoslag hældes over jordnøddesmørret. Chill indtil klar til servering.

Valgfrit: Drys med revet kokos eller hakkede nødder.

23. Ristet kokosfedtbombebark

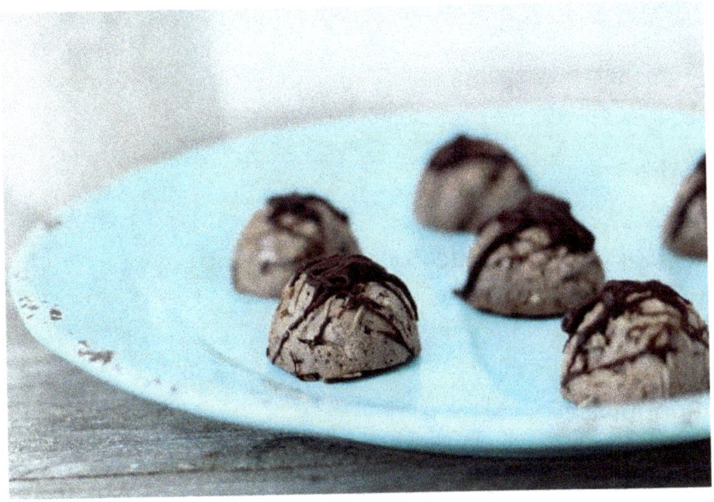

Portioner: 6

INGREDIENSER

- 5 ounce kokosolie
- 3 ounces usødet bagechokolade
- 3 ounce usaltet smør
- 1 1/2 spsk kakaopulver
- 1/4 tsk salt
- 3 spsk usødede kokosflager (stor flage)
- flydende stevia (eller ækvivalent), efter smag

VEJBESKRIVELSE

Rist usødet kokosnød i flager i ovnen ved 350 F på en bageplade, tjek ofte.

Smelt kokosolie, usødet mørk chokolade og usaltet smør i en mikrobølgeovn ved middel varme i cirka 1 minut og 40 sekunder.

Tilsæt kakaopulver og salt. Rør godt rundt og sød efter smag. (Joan brugte en blanding af pulveriseret Swerve og 12 dråber sucralose til at søde.)

Hæld på en plastik-indpakket bageplade i en vandpyt. Pres kokosflager ned i chokoladen.

Sæt i køleskabet indtil det er stivnet.

24. Fyldte pecan-fedtbomber

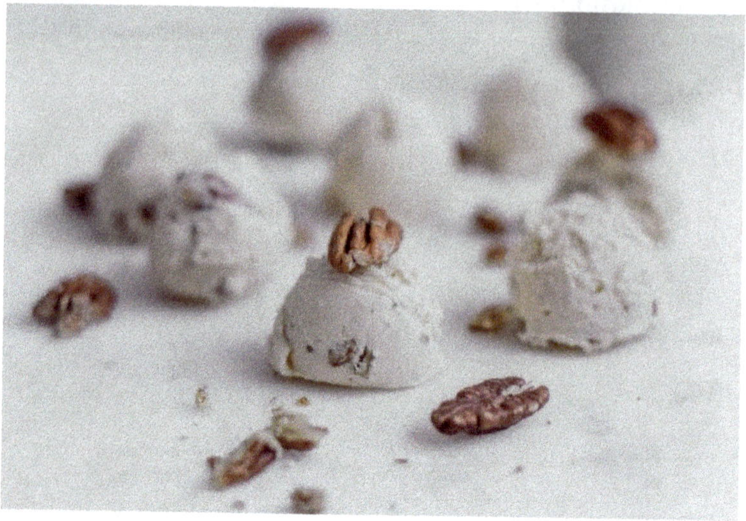

Portioner: 1

INGREDIENSER

- 4 halve pekannødder
- 1/2 tsk usaltet smør
- 1 oz neufchatel ost
- knivspids havsalt

VEJBESKRIVELSE

Rist pekannødderne i ovnen ved 350 F i 8 til 10 minutter. Stil til side og lad køle af.

Blødgør smørret og flødeosten, tilsæt dine yndlingssmag, krydderier, krydderurter eller grøntsager, og bland godt, indtil det er glat og cremet.

Fordel smør-flødeostblandingen mellem to pecan-halvdele.

Drys med havsalt og nyd.

25. Fede græskarsmørbomber

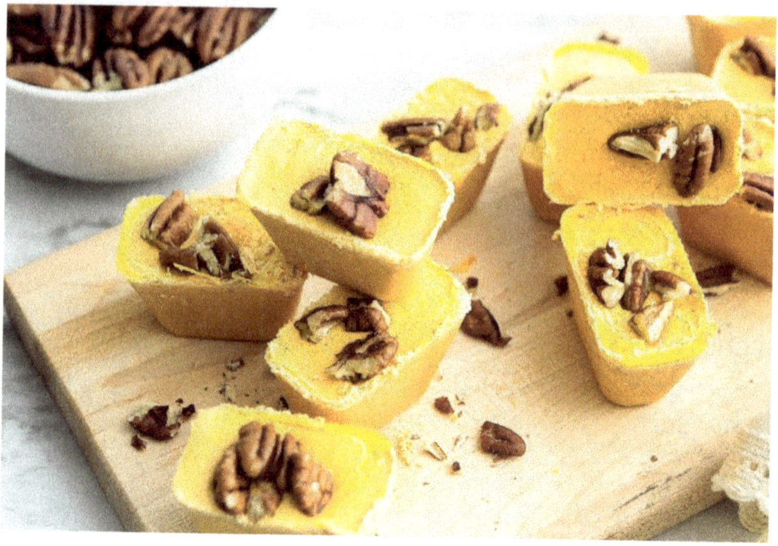

Portioner: 6

INGREDIENSER

- 8 spsk usaltet smør
- 4 spsk kokosolie
- 1/2 c græskar
- ingefær, efter smag
- nelliker efter smag
- muskatnød, efter smag
- kanel, efter smag
- flydende stevia (eller ækvivalent), efter smag

VEJBESKRIVELSE

Smelt kokosolie i mikrobølgeovnen, indtil den er flydende og varm. Tilsæt smørret og pisk godt med en gaffel til det er blandet.

Bliv ved med at piske og rør græskarret i, indtil det er glat og cremet. Tilsæt stevia, krydderier og rør rundt.

Læg en skefuld på bagepapir og stil den i køleskabet, til den er fast, cirka 10 minutter.

Tag den ud af køleskabet, rul fedtbombeblandingen til 1 tomme kugler og sæt den straks tilbage i køleskabet i mindst en time.

26. Lagdelt chokolade kokosbomber

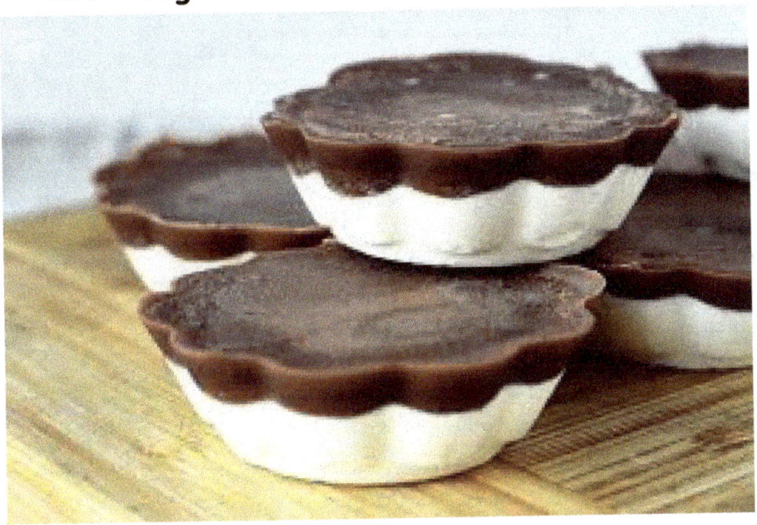

Portioner: 12

INGREDIENSER

- 2 c kokosstrimler
- 1 c kokosolie
- 4 ounce neufchatel ost
- 2 spsk kakaopulver
- stevia (eller ækvivalent), efter smag
- 1/4 tsk kanel
- havsalt, knivspids

VEJBESKRIVELSE

Varm kokosolien op ved middel varme og tilsæt revet kokos, kanel, knivspids salt og stevia (eller sødemiddel efter eget valg).

Beklæd en lavvandet pande med vokspapir (eller folie) og hæld kokosolieblandingen i. Tryk den ned og lav et solidt lag.

Stil gryden i fryseren, indtil blandingen er fast.

Fjern fra fryseren. Smelt kakaopulver og flødeost, og hæld ovenpå.

Sæt tilbage i fryseren i 10 til 15 minutter.

Når den er solid, skær den i firkanter eller bryd op og nyd!

Opbevar resten i køleskabet.

27. Lemon Cheesecake Fedtbomber

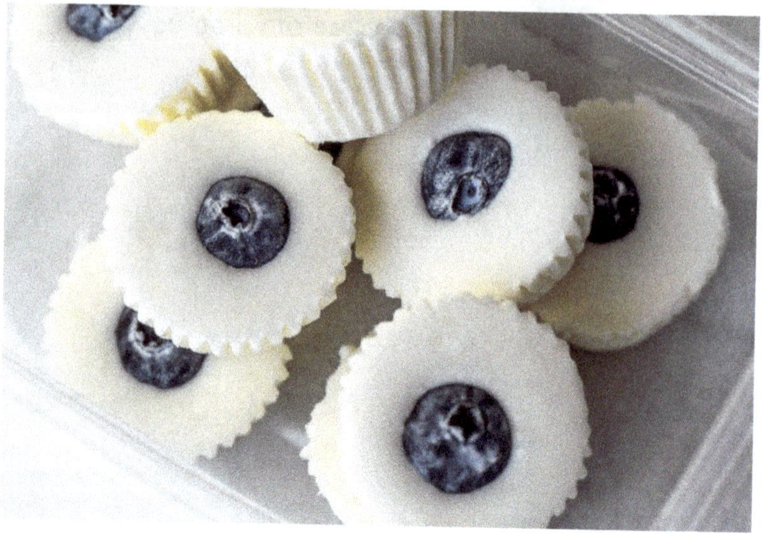

Portioner: 12

INGREDIENSER

- 1/4 c kokosolie, smeltet
- 4 spsk usaltet smør, blødgjort
- 4 ounce flødeost, blødgjort
- 1 spsk citronskal, fint revet
- 1 tsk citronsaft
- citronekstrakt, valgfrit
- Stevia (eller tilsvarende), efter smag

VEJBESKRIVELSE

Blend alle ingredienser med en håndmixer, til det er glat.

Hæld i cupcake liners, forme eller forme.

Frys til det er fast - mindst et par timer, gerne natten over.

Drys med citronskal.

28. Jordbær Mokka Swirl Fat Bombs

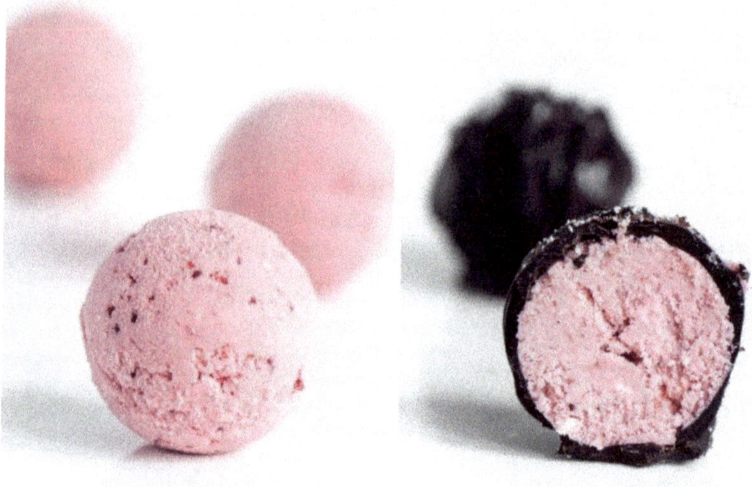

Portioner: 12

INGREDIENSER

- 4 spsk usaltet smør
- 4 spsk kokosolie
- 2 spsk kakaopulver
- 1/4 tsk flydende stevia (eller tilsvarende)

JORDBÆRSVIRLIGE

- 1 spsk usaltet smør
- 1 spsk kokosolie
- 1 spsk tung fløde
- 1/4 c jordbær
- 1/4 tsk flydende stevia (eller tilsvarende)

VEJBESKRIVELSE

CHOKOLADE:

Blødgør smørret i mikroovnen, og lad det derefter køle lidt af. Tilsæt kokosolie, kakaopulver og stevia til det smeltede smør, bland med en stavblender. Sæt til side.

JORDBÆR SVIRL:

Mos jordbær og tilsæt fløde. Mikrobølgeovn i 10 sekunder (indtil den er varm) og stil til side. Smelt smør og tilsæt den varme jordbærblanding, kokosolie og stevia. Brug en stavblender eller pisk hurtigt.

MONTAGE:

Hæld chokoladeblandingen i en form eller cupcake liners. Tilføj jordbæret til midten af dine fedtbomber og hvirvl med en tandstikker.

Frys i 20 minutter, og pop derefter fedtbomberne ud af formen. Opbevares i en lufttæt beholder i fryseren.

29. Valnød Nutter Smør Fedtbomber

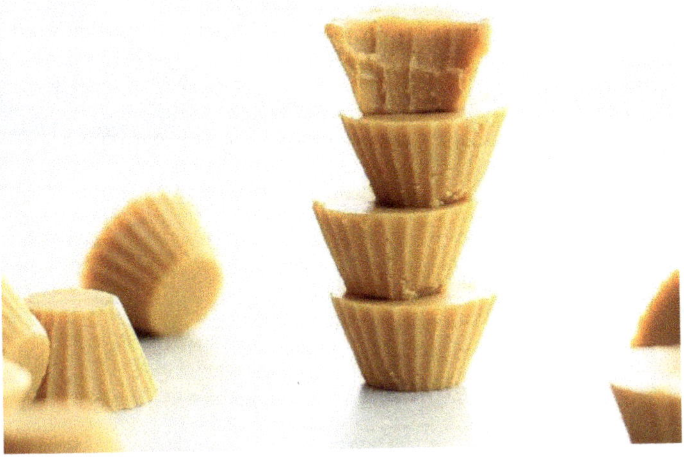

Portioner: 8

INGREDIENSER

- 4 spsk usaltet smør
- 1/2 c mandelsmør
- 1/2 c kokosolie
- 6 dråber flydende stevia (eller lign.)
- havsalt
- 2 spsk valnødder, hakket
- mørk chokolade, smeltet (valgfrit - tilsæt kulhydraterne)

VEJBESKRIVELSE

Kom alle ingredienser i et lille fad eller skål og varm i mikrobølgeovnen i 30 sekunder. Pisk indtil godt blandet.

Hæld i cupcakes, muffinsforme eller forme og stil dem i fryseren, indtil de er faste, cirka en time.

Inden servering toppes med smeltet sukkerfri eller mørk chokolade og valnøddestykker.

30. Vanilje kokosstænger

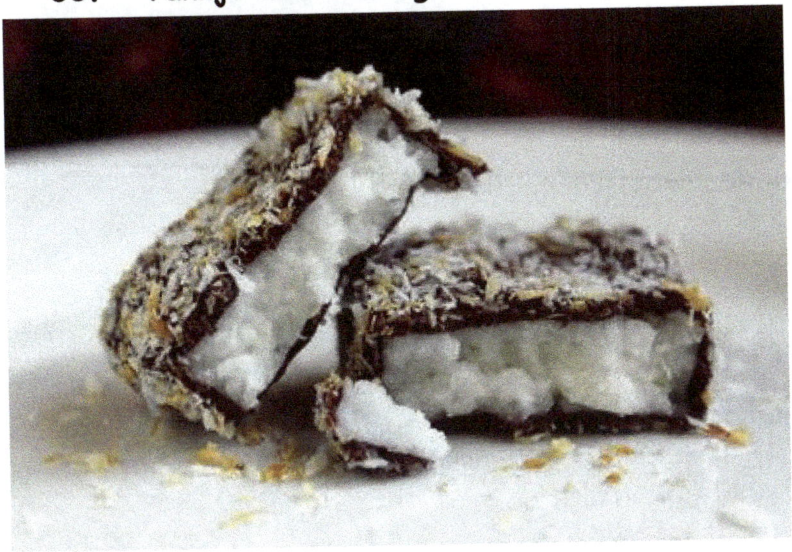

Portioner: 6

INGREDIENSER

- 1 c usødede kokosflager, strimlet
- 1/4 c vand
- 1-2 dråber stevia (valgfrit)
- 2 spsk kokosolie
- 1/2 tsk vaniljeekstrakt
- 1/8 tsk salt

VEJBESKRIVELSE

Kom alle ingredienser i en foodprocessor.

Tryk blandingen ned i bunden af enhver lille beholder (7"×5" fungerer godt).

Stil på køl 1 time (eller frys 15 minutter) før udskæring. Opbevares i køleskab eller fryser (holder et par uger).

31. Bacon jalapeño kugler

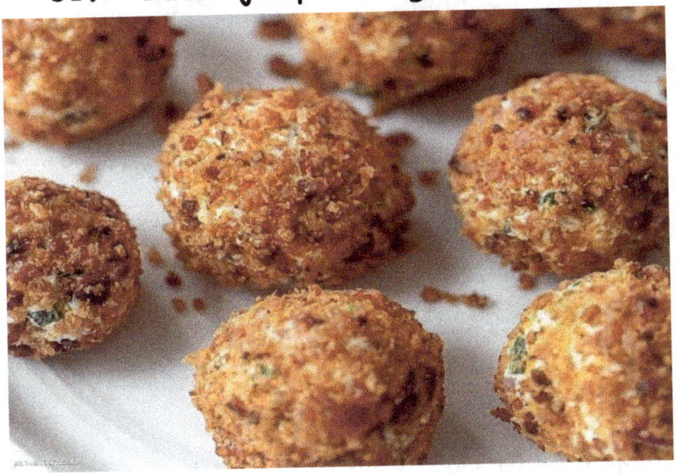

INGREDIENSER:

- 5 skiver bacon uden tilsat sukker, kogt, fedt reserveret
- ¹/4 kop plus 2 spiseskefulde (3 ounce) flødeost
- 2 spsk reserveret baconfedt
- 1 tsk frøet og finthakket jalapeñopeber
- 1 spsk finthakket koriander

RETNINGSLINJER:

Hak bacon i små krummer på et skærebræt.

I en lille skål kombineres flødeost, baconfedt, jalapeño og koriander; bland godt med en gaffel.

Form blandingen til 6 kugler.

Læg baconsmuldre på en mellemstor tallerken og rul individuelle kugler igennem, så de bliver jævnt.

Server med det samme eller stil i køleskabet i op til 3 dage.

32. Avocado prosciutto kugler

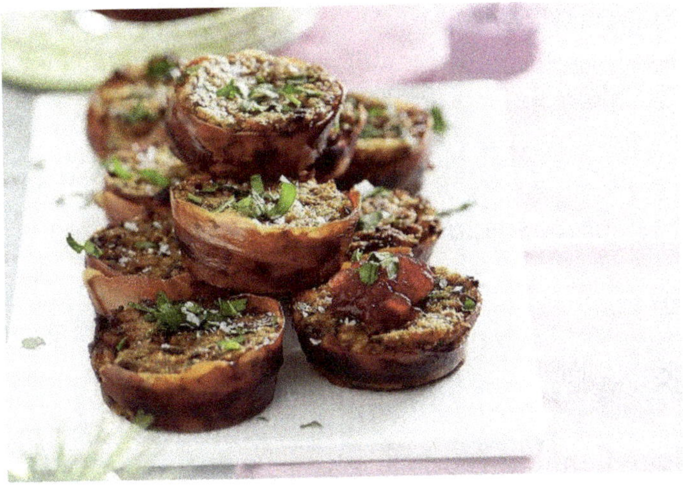

INGREDIENSER:

- 1/2 kop macadamianødder
- 1/2 stor avocado, skrællet og udstenet (ca. 4 ounce papirmasse)
- 1 ounce kogt prosciutto, smuldret
- 1/4 tsk sort peber

RETNINGSLINJER:

Puls macadamianødder i en lille foodprocessor, indtil de er smuldret jævnt. Del i to.

I en lille skål kombineres avocado, halvdelen af macadamianødderne, prosciutto crumbles og peber og blandes godt med en gaffel.

Form blandingen til 6 kugler.

Placer de resterende smuldrede macadamianødder på en mellemstor tallerken, og rul individuelle kugler igennem, så de bliver jævnt.

Server straks.

33. Grillkugler

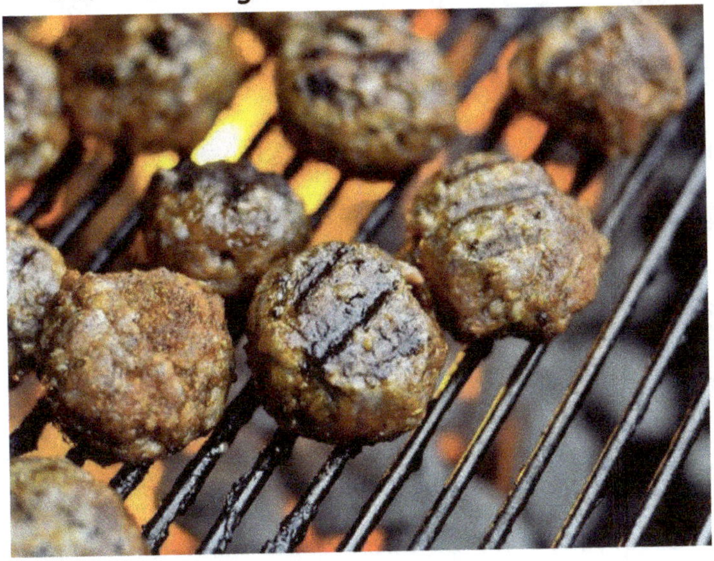

INGREDIENSER:

- 4 ounces (1/2 kop) flødeost
- 4 spsk baconfedt
- 1/2 tsk røgsmag
- 2 dråber stevia glycerit
- 1/8 tsk æblecidereddike
- 1 spsk sød røget chilipulver

RETNINGSLINJER:

I en lille foodprocessor, forarbejde alle ingredienser undtagen chilipulver, indtil de danner en glat creme, cirka 30 sekunder.

Skrab blandingen og kom den over i en lille skål, og stil den derefter på køl i 2 timer.

Form til 6 kugler ved hjælp af en ske.

Drys kugler med chilipulver, rul rundt for at dække alle sider.

Server med det samme eller stil i køleskabet i op til 3 dage.

34. Bacon ahorn pandekage kugler

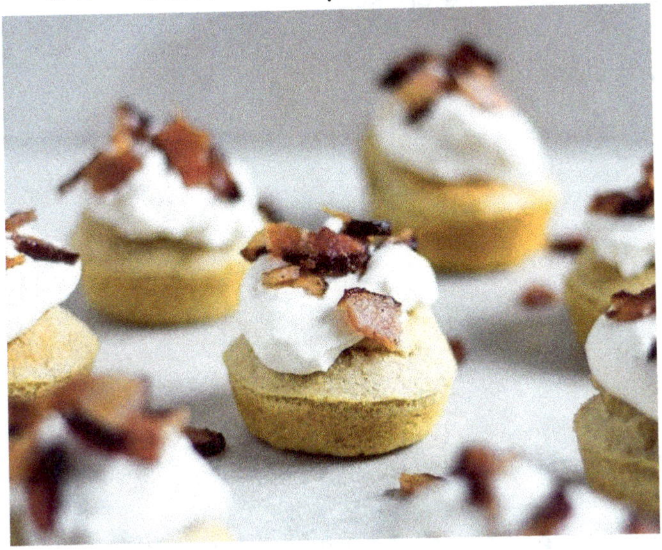

INGREDIENSER:

- 5 skiver bacon uden tilsat sukker, kogt
- 4 ounces (1/2 kop) flødeost
- 1/2 tsk ahorn smag
- 1/4 tsk salt
- 3 spsk knuste pekannødder

RETNINGSLINJER:

Hak bacon i små krummer på et skærebræt.

I en lille skål kombineres flødeost og baconsmulder med ahornsmag og salt; bland godt med en gaffel.

Form blandingen til 6 kugler.

Placer knuste pekannødder på en mellemstor tallerken og rul individuelle kugler igennem, så de bliver jævnt.

Server med det samme eller stil i køleskabet i op til 3 dage.

35. Sunbutter kugler

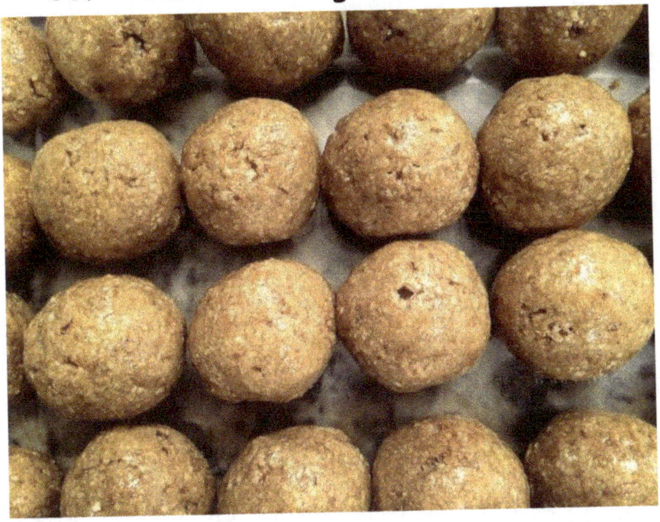

INGREDIENSER:

- 6 spsk mascarpone ost
- 3 spsk solsikkekernesmør uden tilsat sukker
- 6 spsk kokosolie, blødgjort
- 3 spsk usødede strimlede kokosflager

RETNINGSLINJER:

Bland mascarponeost, solsikkekernesmør og kokosolie i en mellemstor skål, indtil der dannes en glat pasta.

Form pastaen til kugler på størrelse med valnød. Hvis blandingen er for klistret, skal den sættes i køleskabet 15 minutter, før du danner kugler.

Fordel kokosflager på en mellemstor tallerken og rul individuelle kugler igennem, så de bliver jævnt.

36. brasilianske løgbid

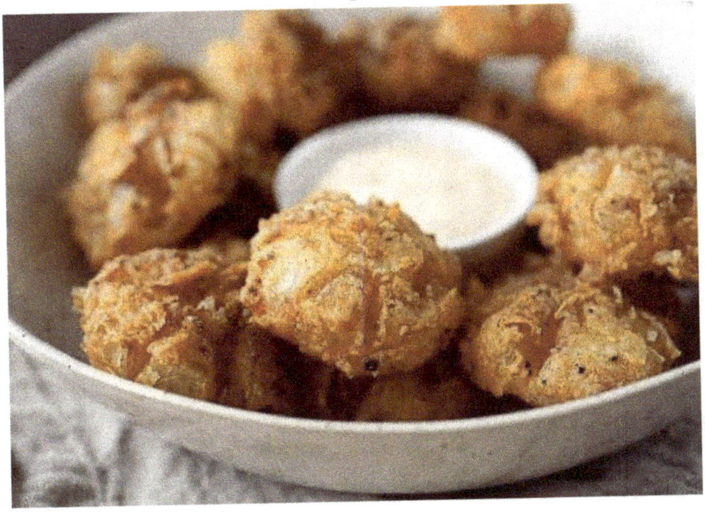

INGREDIENSER:

- 1 lille løg 1/4'd på langs
- 6 spsk Mayonnaise
- Salt og peber
- 6 brødskiver -- skorper fjernet
- 3 spsk parmesanost - revet

VEJBESKRIVELSE:

a) Forvarm ovnen til 350. Bland løget med 5 spsk af mayonnaisen og salt og peber efter smag. Sæt til side. Smør 3 skiver brød på den ene side med den resterende mayonnaise. Skær disse i kvarte.

b) Skær de resterende 3 skiver brød i kvarte og fordel hver firkant jævnt med løgblandingen. Top med de reserverede brødfirkanter, mayonnaisesiden opad. Læg disse på en bageplade og drys toppene rigeligt med parmesanost.

c) Bages, indtil de er let gyldne og let hævede, cirka 15 minutter. Server straks.

37. Pizzakugler

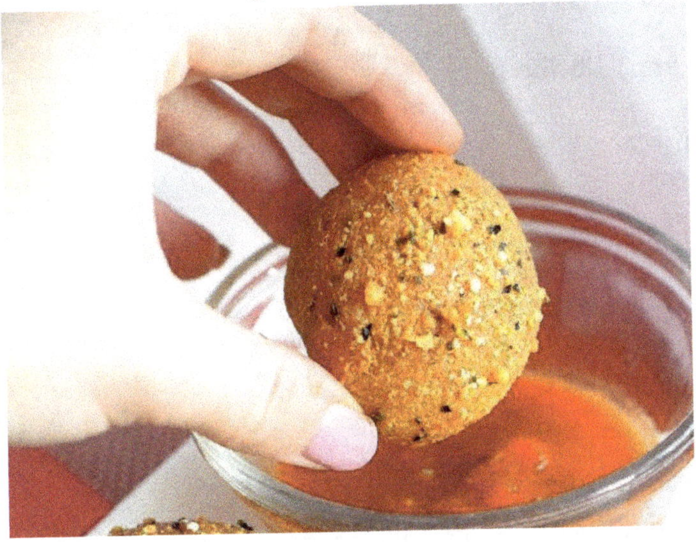

INGREDIENSER:

- 1/4 kop (2 ounce) frisk mozzarellaost
- 2 ounces (1/4 kop) flødeost
- 1 spsk olivenolie
- 1 tsk tomatpure
- 6 store kalamata-oliven, udstenede
- 12 friske basilikumblade

Rutevejledning:

I en lille foodprocessor, forarbejde alle ingredienser undtagen basilikum, indtil de danner en glat creme, cirka 30 sekunder.

Form blandingen til 6 kugler ved hjælp af en ske.

Læg 1 basilikumblad på toppen og bunden af hver kugle og fastgør med en tandstik.

Server med det samme eller stil i køleskabet i op til 3 dage.

38. Oliven og fetakugler

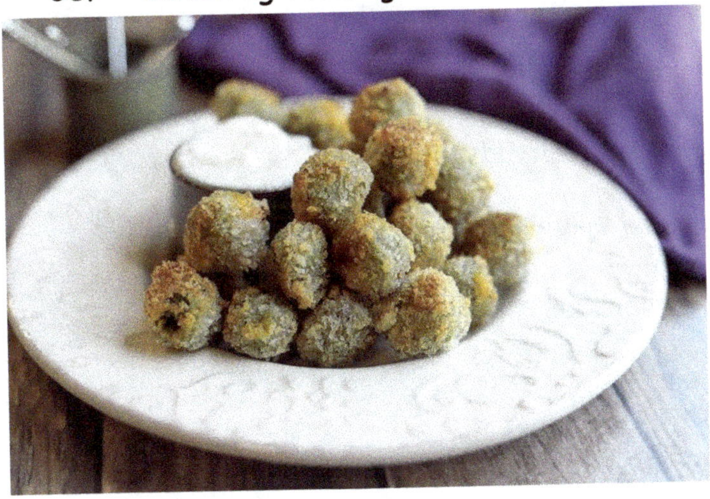

INGREDIENSER:

- 2 ounces (1/4 kop) flødeost
- 1/4 kop (2 ounce) fetaost
- 12 store kalamata-oliven, udstenede
- 1/8 tsk finthakket frisk timian
- 1/8 tsk frisk citronskal

VEJBESKRIVELSE:

a) I en lille foodprocessor, forarbejde alle ingredienser, indtil de danner en grov dej, cirka 30 sekunder.

b) Skrab blandingen og overfør til en lille skål, og stil den derefter på køl i 2 timer.

c) Form til 6 kugler ved hjælp af en ske.

d) Server med det samme eller stil i køleskabet i op til 3 dage.

39. Brie hasselnøddekugler

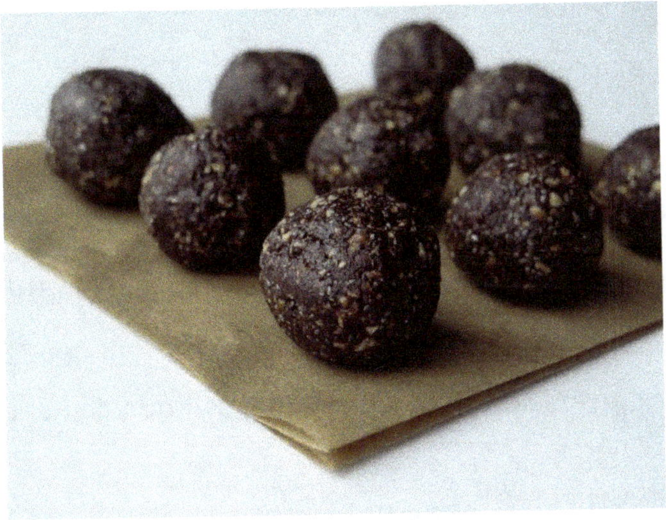

INGREDIENSER:

- 1/2 kop (4 ounce) Brie
- 1/4 kop ristede hasselnødder
- 1/8 tsk finthakket frisk timian

VEJBESKRIVELSE:

a) I en lille foodprocessor, forarbejde alle ingredienser, indtil de danner en grov dej, cirka 30 sekunder.

b) Skrab blandingen, overfør til en lille skål, og stil den på køl i 2 timer.

c) Form til 6 kugler ved hjælp af en ske.

d) Server med det samme eller stil i køleskabet i op til 3 dage.

40. Karry tunkugler

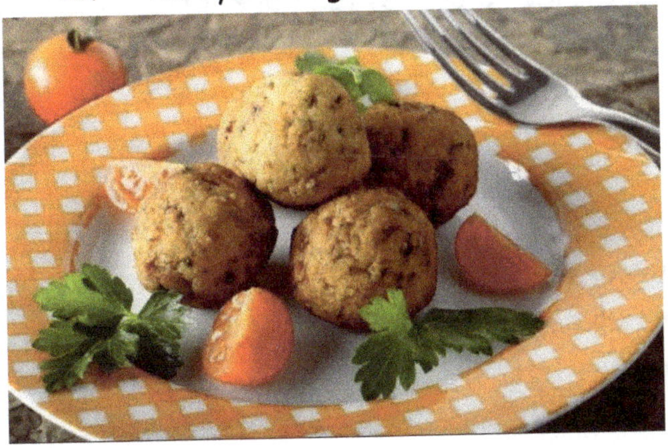

INGREDIENSER:

- $^{1}/_{4}$kop plus 2 spiseskefulde (3 ounce) tun i olie, drænet
- 2 ounce ($^{1}/_{4}$kop) flødeost
- $^{1}/_{4}$teske karrypulver, delt
- 2 spsk smuldrede macadamianødder

VEJBESKRIVELSE:

a) I en lille foodprocessor, forarbejde tun, flødeost og halvdelen af karrypulveret, indtil de danner en glat creme, cirka 30 sekunder.

b) Form blandingen til 6 kugler.

c) Læg smuldrede macadamianødder og det resterende karrypulver på en mellemstor tallerken og rul individuelle kugler igennem, så de bliver jævnt.

41. Svinekød bomber

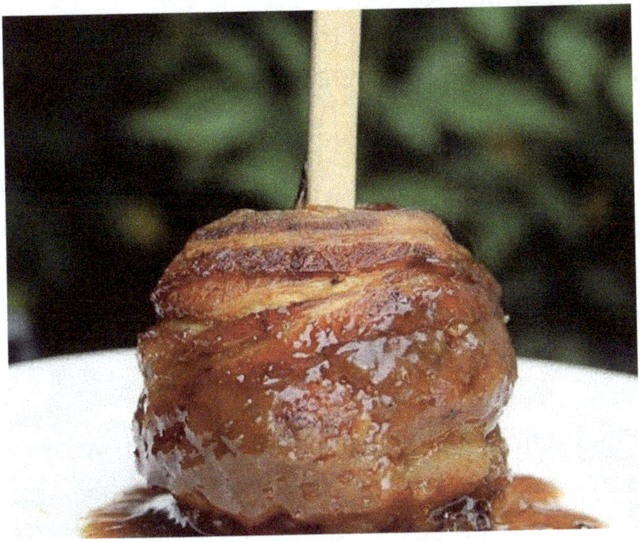

INGREDIENSER:

- 8 skiver bacon uden tilsat sukker
- 8 ounce Braunschweiger ved stuetemperatur
- 1/4 kop hakkede pistacienødder
- 6 ounces (3/4 kop) flødeost, blødgjort til stuetemperatur
- 1 tsk dijonsennep

VEJBESKRIVELSE:

g) Steg bacon i en medium stegepande over medium varme, indtil det er sprødt, 5 minutter på hver side. Afdryp på køkkenrulle og lad afkøle. Når det er afkølet, smuldres det i små baconstykker.

h) Placer Braunschweiger med pistacienødder i en lille foodprocessor og pulsér, indtil det lige er blandet.

i) Brug en stavblender til at piske flødeost og dijonsennep i en lille røreskål, indtil det er blandet og luftigt.

j) Fordel kødblandingen i 12 lige store portioner. Rul til kugler og dæk i et tyndt lag flødeostblanding.

k) Afkøl mindst 1 time. Når du er klar til at servere, læg baconstykker på en mellemstor tallerken, rul kugler igennem, så de bliver jævnt, og nyd.

l) Fedtbomber kan opbevares på køl i en lufttæt beholder i op til 4 dage.

42. Saltet karamel og briekugler

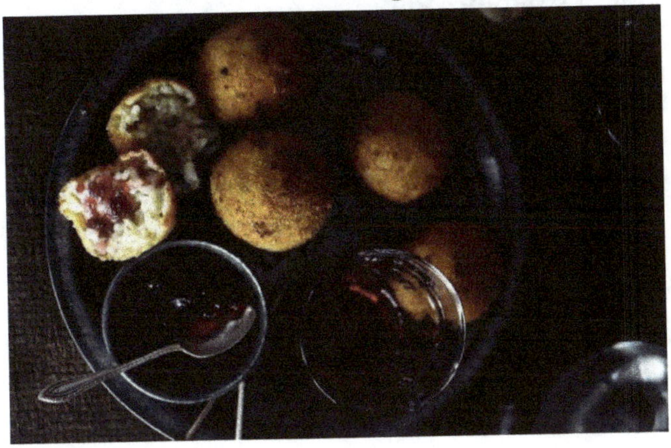

INGREDIENSER:

- 1/2 kop (4 ounce) groft hakket Brie
- 1/4 kop saltede macadamianødder
- 1/2 tsk karamel smag

VEJBESKRIVELSE:

a) I en lille foodprocessor, forarbejde alle ingredienser, indtil de danner en grov dej, cirka 30 sekunder.

b) Form blandingen til 6 kugler ved hjælp af en ske.

c) Server med det samme eller stil i køleskabet i op til 3 dage.

43. Cocktailfest frikadeller

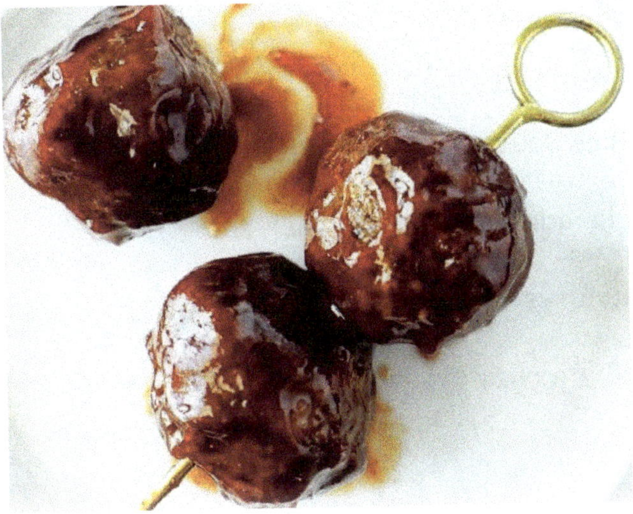

INGREDIENSER:

- ¼ kop Fedtfri hytteost
- 2 æggehvider
- 2 tsk Worcestershire sauce
- ½ kop Plus 2 spsk almindelige brødkrummer
- 8 ounce malet kalkunbryst
- 6 ounce kalkunpølse; fjernet fra hylstre
- 2 spsk hakket løg
- 2 spsk hakket grøn peberfrugt
- ½ kop Frisksnittet persille og bladselleri

VEJBESKRIVELSE:

a) Spray en bageplade med no-stick spray og stil til side.

b) I en stor skål røres hytteost, æggehvider, Worcestershire sauce og ½ kop brødkrummer sammen. Rør kalkunbryst, kalkunpølse, løg og grønne peberfrugter i.

c) Form fjerkræblandingen til 32 frikadeller. Kombiner persille, bladselleri og de resterende 2 spsk brødkrummer på et stykke vokspapir. Rul frikadellerne i persilleblandingen, til de er jævnt dækket.

d) Overfør frikadellerne til den forberedte bageplade. Steg 3 til 4 tommer fra varmen i 10 til 12 minutter.

44. Cocktail ostekugler

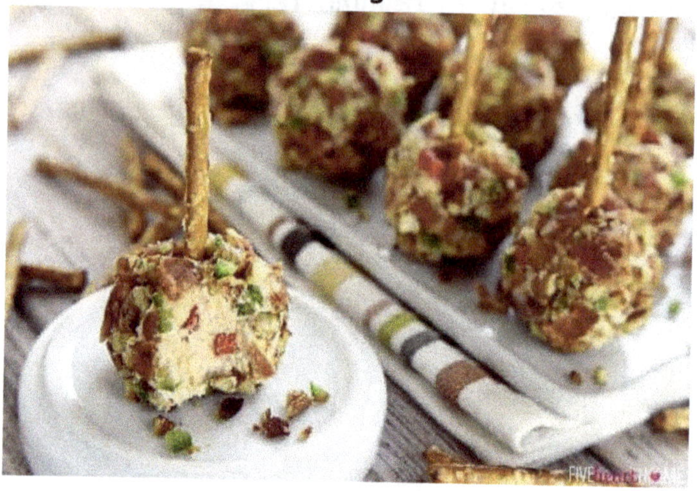

INGREDIENSER:

- 8 ounce ost, blødgjort
- ¼ kop almindelig fedtfri yoghurt
- 4 ounces revet cheddarost
- 4 ounce strimlet schweizerost med reduceret fedtindhold
- 2 tsk revet løg
- 2 tsk Tilberedt peberrod
- 1 tsk Dijon-sennep i landlig stil
- ¼ kop hakket frisk persille

VEJBESKRIVELSE:

a) Kombiner ost og yoghurt i en stor røreskål; pisk ved medium hastighed af en elektrisk mixer, indtil glat. Tilsæt cheddarost og næste 4 ingredienser; rør grundigt. Dæk til og afkøl mindst 1 time.

b) Form osteblandingen til en kugle, og drys med persille. Pres forsigtigt persille i ostekugler. Pak ostekuglen ind i kraftig plastfolie og afkøl. Server med diverse usaltede kiks.

45. Kaviar hjertekys

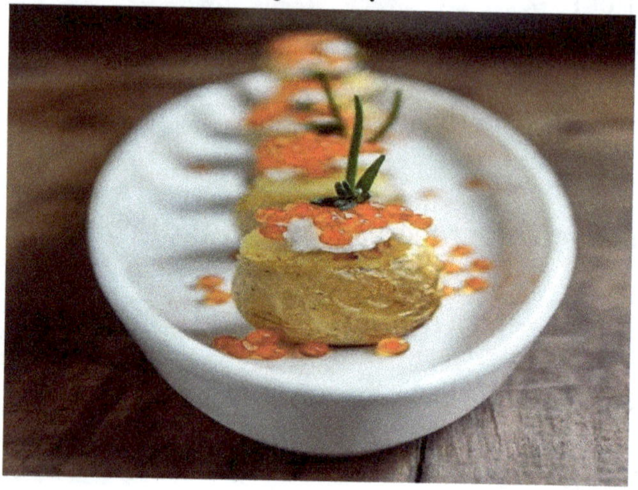

INGREDIENSER:

- 1 Agurk, skrubbet og trimmet
- 1/3 kop creme fraiche
- 1 ts Tørret dildukrudt
- Friskkværnet sort peber efter smag
- 1 krukke rød laksekaviar
- Friske dildkviste
- 8 tynde skiver fuldkornsbrød
- Smør eller margarine

VEJBESKRIVELSE:

a) Skær agurk i 1/4-tommer runder.

b) I en lille skål kombineres creme fraiche, tørret dild og peber. Læg en teskefuld af cremefraicheblandingen på hver agurkeskive. Pynt hver med cirka 1/2 tsk kaviar og en dildkvist.

c) Skær brødskiver med hjerteformet kagedåse. Toast og smør. Læg agurkeskiver i midten af serveringsfadet og omkrans med toasthjerter.

2. Burrito-bid

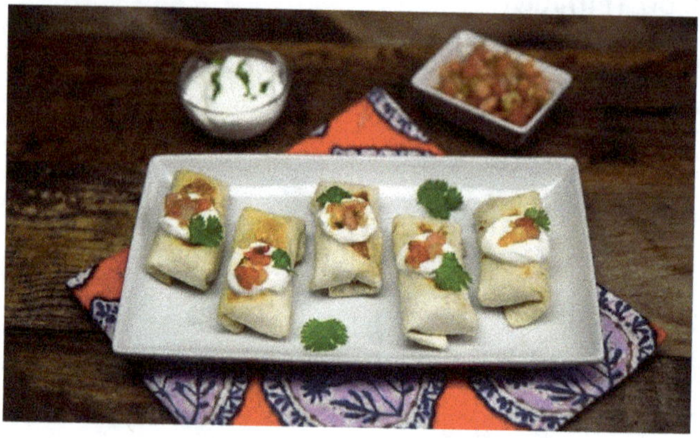

INGREDIENSER:

- 1 dåse tomater i tern
- 1 kop instant ris
- ⅓ kop vand
- 1 grøn peber, skåret i tern
- 2 grønne løg, skåret i skiver
- 2 kopper revet cheddarost, delt
- 1 dåse Ranch Style Refried Beans (16 oz)
- 10 mel tortillas (6-7")
- 1 kop salsa

VEJBESKRIVELSE:

a) Forvarm ovnen til 350'F. Spray en 9x12" bradepande med PAM; sæt til side.

b) Kombiner ris og vand i en mellemstor gryde; varme op til kog.

c) Reducer varmen, læg låg på og lad det simre i 1 minut. Fjern fra varmen og lad sidde i 5 minutter, eller indtil al væske er absorberet. Rør peber, løg og 1 kop ost.

d) Fordel cirka 3 spiseskefulde bønner over hver tortilla til inden for $\frac{1}{8}$" fra kanten. Læg risblandingen i lag over bønnerne; rul op. Læg sømmen nedad i det forberedte bagefad; dæk med folie.

e) Bages i forvarmet ovn 25 minutter eller indtil varm. Skær tortillaerne i 4 stykker og læg dem på et fad. Top med salsa og ost. Top med salsa og ost. Tilbage til ovnen og bag 5 minutter, eller indtil osten smelter.

46. Kylling nøddebid

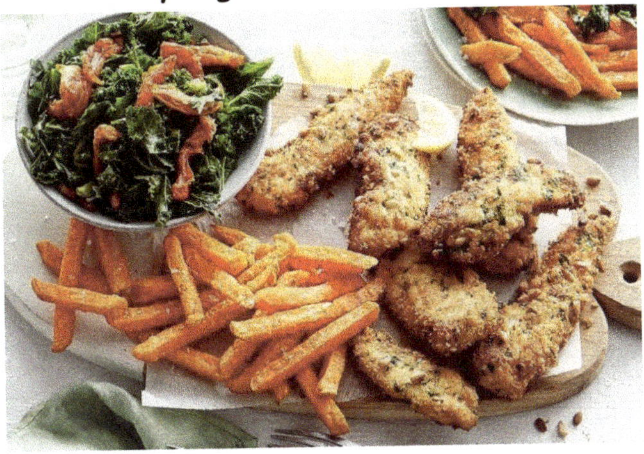

INGREDIENSER:

- 1 kop hønsebouillon
- ½ kop smør
- 1 kop mel
- 1 spsk Persille
- 2 tsk krydret salt
- 2 teskefulde Worcestershire Sauce
- 34 teskefulde Selleri frø
- ½ tsk paprika
- ⅛ teskefuld Cayenne
- 4 store æg
- 2 kyllingebryst, pocheret, flået
- ¼ kop ristede mandler

VEJBESKRIVELSE:

a) Forvarm ovnen til 400 grader. Kombiner bouillon og smør i en tyk pande og bring det i kog. Pisk mel og krydderier i.

b) Kog, mens du pisker hurtigt, indtil blandingen forlader siderne af panden og danner en glat, kompakt kugle. Fjern fra varmen. Tilsæt æg et ad gangen, pisk godt indtil blandingen er blank. Rør kylling og mandler i.

c) Dryp afrundede teskefulde på smurte bageplader. Bages i 15 minutter. Frys efter bagning.

47. Buffalo kylling fingre

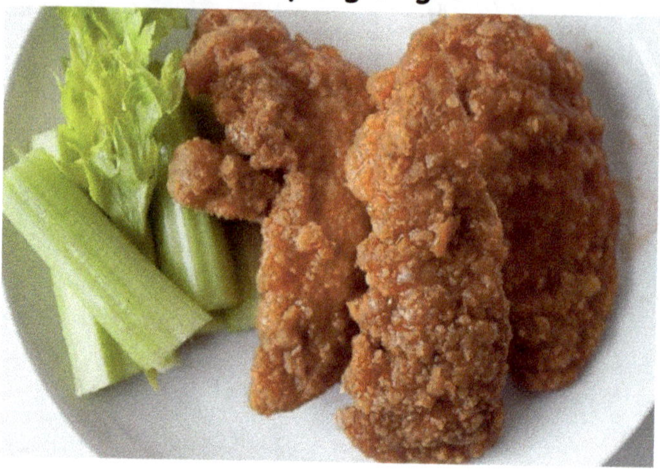

INGREDIENSER:

- 2 kopper mandelmel
- 1 tsk salt
- 1 tsk sort peber
- 1 tsk tørret persille
- 2 store æg
- 2 spsk fuldfed kokosmælk på dåse
- 2 pund kylling bud
- 11/2 kopper Franks rødglødende bøffelsauce

VEJBESKRIVELSE:

a) Forvarm ovnen til 350°F.

b) Kombiner mandelmel, salt, peber og persille i en mellemstor skål og sæt til side.

c) Pisk æg og kokosmælk sammen i en separat medium skål.

d) Dyp hver kylling mør i æggeblandingen og beklæd derefter helt med mandelmelblanding. Arranger belagte bud i et enkelt lag på en bageplade.

e) Bag 30 minutter, vend én gang under tilberedningen. Tag den ud af ovnen og lad den køle af i 5 minutter.

f) Læg kyllingemøre i en stor skål og tilsæt bøffelsauce. Kast for at belægge helt.

48. Kødbrød muffins

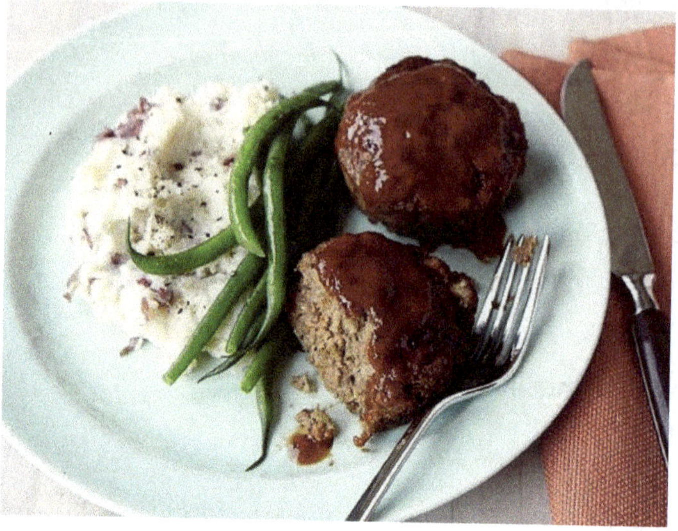

INGREDIENSER:

- 1 pund hakket oksekød
- 1 kop hakket spinat
- 1 stort æg, let pisket
- 1/2 kop revet mozzarellaost
- 1/4 kop revet parmesanost
- 1/4 kop hakket gult løg
- 2 spsk frøet og hakket jalapeñopeber

VEJBESKRIVELSE:

a) Forvarm ovnen til 350°F. Smør let hver brønd i en muffinform.

b) Kom alle ingredienser i en stor skål og brug hænderne til at blande.

c) Hæld en lige stor portion kødblanding i hver muffinform og tryk let ned. Bages i 45 minutter, eller indtil den indre temperatur når 165°F.

49. Bacon avocado bider

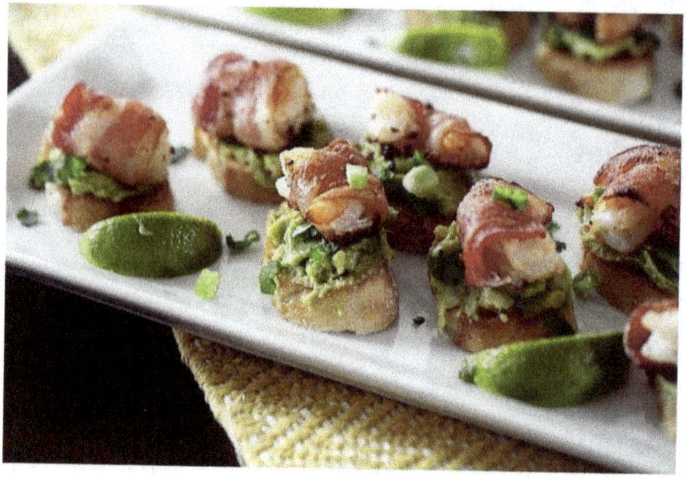

INGREDIENSER:

- 2 store avocadoer, skrællet og udstenet
- 8 skiver bacon uden tilsat sukker
- 1/2 tsk hvidløgssalt

VEJBESKRIVELSE:

a) Forvarm ovnen til 425°F. Beklæd en bageplade med bagepapir.

b) Skær hver avocado i 8 lige store skiver, hvilket gør 16 skiver i alt.

c) Skær hvert stykke bacon i halve. Vikl en halv skive bacon omkring hvert stykke avocado. Drys med hvidløgssalt.

d) Læg avocadoen på en bageplade og bag i 15 minutter. Tænd ovnen, og fortsæt med at stege yderligere 2-3 minutter, indtil baconen bliver sprød.

50. Pizzabid

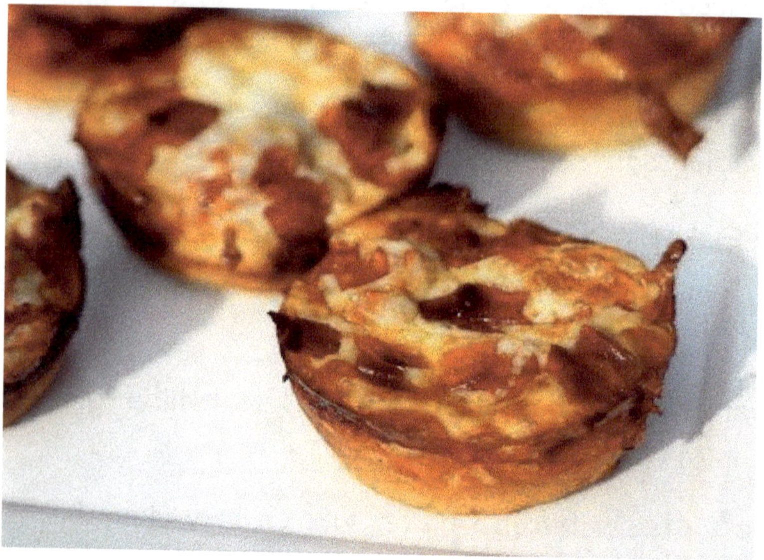

INGREDIENSER:

- 24 skiver sukkerfri pepperoni
- 1/2 kop marinara sauce
- 1/2 kop revet mozzarellaost

VEJBESKRIVELSE:

a) Tænd ovnens slagtekyllinger.

b) Beklæd en bageplade med bagepapir og læg pepperoniskiver i et enkelt lag.

c) Kom 1 tsk marinara sauce på hver pepperoni skive og fordel ud med en ske. Tilsæt 1 tsk mozzarellaost på toppen af marinara.

d) Sæt bagepladen i ovnen og steg 3 minutter, eller indtil osten er smeltet og let brun.

e) Fjern fra bagepladen og overfør til en bageplade beklædt med køkkenrulle for at absorbere overskydende fedt.

51. Bacon og spidskålsbid

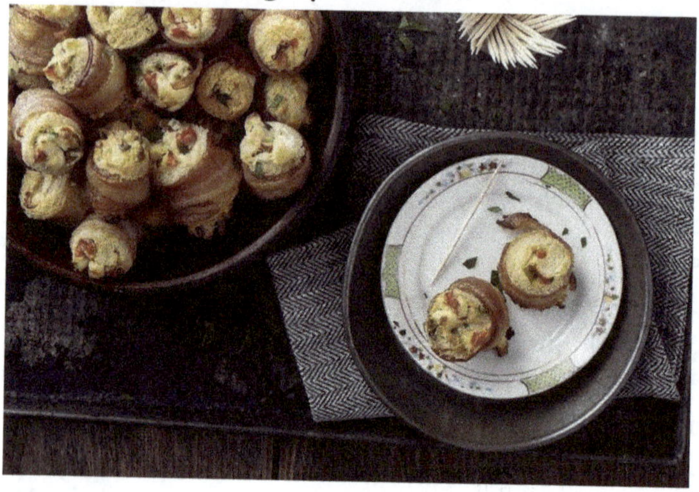

INGREDIENSER:

- 1/3 kop mandelmel
- 1 spsk usaltet smør, smeltet
- 1 (8-ounce) pakke flødeost, blødgjort til stuetemperatur
- 1 spsk baconfedt
- 1 stort æg
- 4 skiver bacon uden tilsat sukker, kogt, afkølet og smuldret i stykker
- 1 stort grønt løg, kun toppe, skåret i tynde skiver
- 1 fed hvidløg, hakket
- 1/8 tsk sort peber

VEJBESKRIVELSE:

a) Forvarm ovnen til 325°F.

b) Kombiner mandelmel og smør i en lille røreskål.

c) Beklæd 6 kopper af en muffinform i standardstørrelse med cupcake-foringer. Fordel mandelmelblandingen ligeligt mellem kopperne og tryk forsigtigt ned i bunden med bagsiden af en teske. Bag i ovnen i 10 minutter, og fjern derefter.

d) Mens skorpen bager, kombinerer du flødeost og baconfedt grundigt i en mellemskål med en håndmixer. Tilsæt æg og blend indtil det er blandet.

e) Fold bacon, løg, hvidløg og peber i flødeostblandingen med en spatel.

f) Fordel blandingen mellem kopper, sæt tilbage i ovnen og bag yderligere 30-35 minutter, indtil osten sætter sig. Kanterne kan være let brunede. For at teste, om den er færdig, skal du indsætte tandstikker i midten. Hvis den kommer ren ud, er cheesecaken færdig.

g) Lad afkøle 5 minutter og server.

52. Bacon-indpakkede kyllingebider

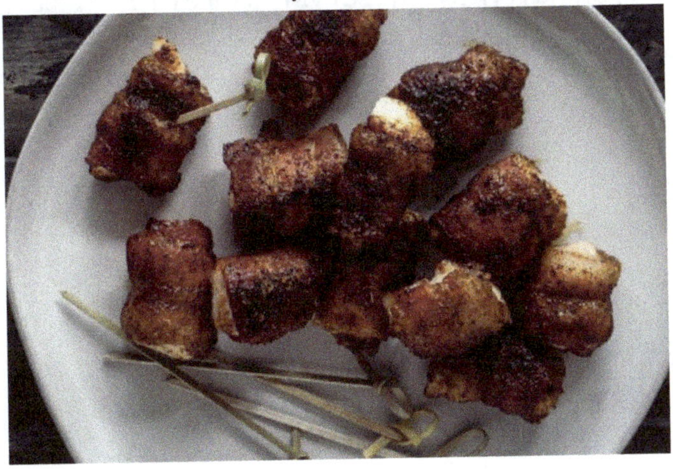

INGREDIENSER:

- 3/4 pund udbenet, skindfrit kyllingebryst, skåret i 1" terninger
- 1/2 tsk salt
- 1/2 tsk sort peber
- 5 skiver bacon uden tilsat sukker

VEJBESKRIVELSE:

a) Forvarm ovnen til 375°F.

b) Vend kyllingen med salt og peber.

c) Skær hver skive bacon i 3 stykker og pak hvert stykke kylling ind i et stykke bacon. Fastgør med en tandstik.

d) Læg den indpakkede kylling på en grillrist og bag den i 30 minutter, mens den vendes halvvejs gennem tilberedningen. Tænd ovnen til at stege og steg 3-4 minutter, eller indtil bacon er sprødt.

53. Bacon-østersbid

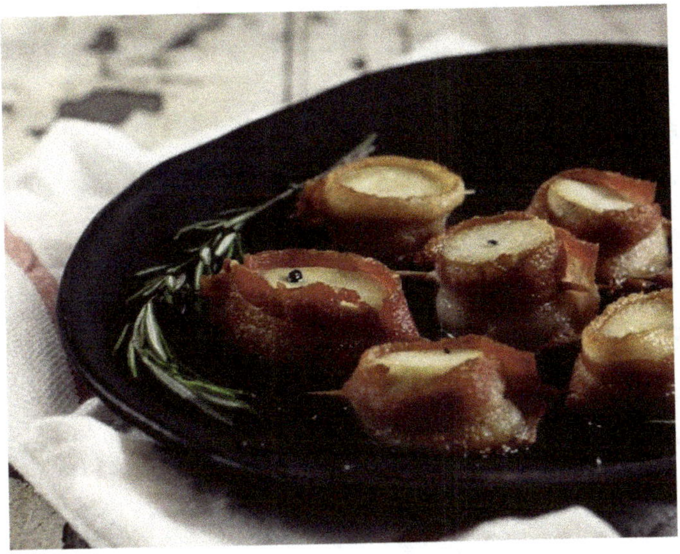

INGREDIENSER:

- 8 skiver bacon
- ½ kop Herbed krydret fyld
- 1 dåse (5-oz) østers; hakket
- ¼ kop vand

VEJBESKRIVELSE:

a) Forvarm ovnen til 350ø. Skær baconskiver i halve og steg lidt. OVERKOG IKKE.

b) Bacon skal være blødt nok til at rulle let rundt om kugler. Bland fyld, østers og vand.

c) Tril til mundrette kugler, cirka 16.

d) Pak kuglerne ind i bacon. Bages ved 350ø i 25 minutter. Serveres varm.

54. Buffalo blomkålsbid

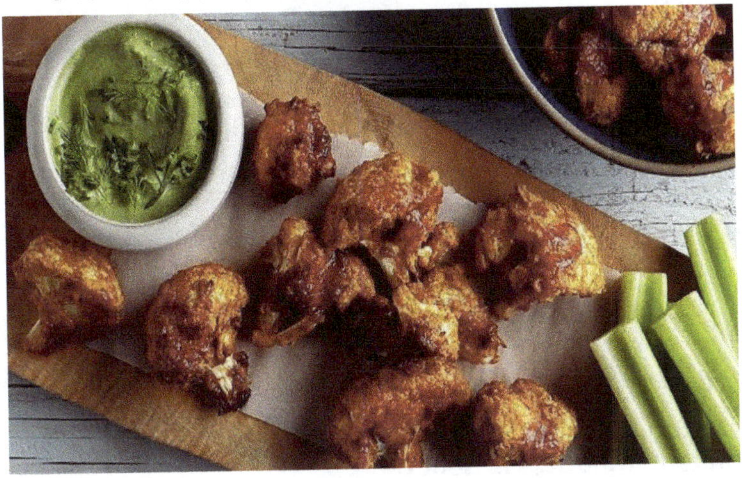

INGREDIENSER:

- 1 kop mandelmel
- 1 tsk granuleret hvidløg
- 1/2 tsk tørret persille
- 1/2 tsk salt
- 1 stort æg
- 1 stort hoved blomkål, skåret i mundrette buketter
- 1/2 kop Franks rødglødende sauce
- 1/4 kop ghee

VEJBESKRIVELSE:

a) Forvarm ovnen til 400°F. Beklæd en bageplade med bagepapir.

b) Kombiner mandelmel, hvidløg, persille og salt i en stor lukbar plastikpose og ryst for at blande.

c) Pisk æg i en stor skål. Tilsæt blomkål og vend det hele rundt.

d) Overfør blomkål til en pose fyldt med mandelmelblanding og vend det til belægning.

e) Arranger blomkål i et enkelt lag på bageplade og bag i 30 minutter, eller indtil det er blødt og let brunet.

f) Mens blomkål bager, kom varm sauce og ghee sammen i en lille gryde ved svag varme.

g) Når blomkålen er kogt, kombiner du blomkål med varm sauceblanding i en stor røreskål og vend til belægning.

55. Chokolade Chili Mini Churros

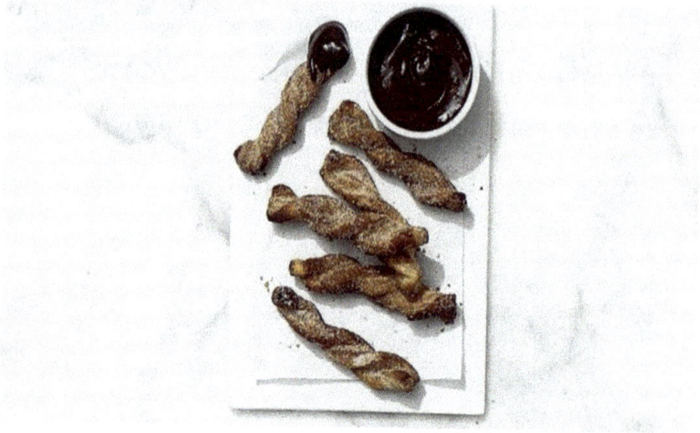

INGREDIENSER:

- 1 kop vand
- 1/2 kop kokosolie eller vegansk smør
- 1 kop mel
- 1/4 tsk salt
- 3 æg pisket
- Kanel sukker blanding
- 1/2 kop sukker1 spsk kanel

VEJBESKRIVELSE:

f) Forvarm ovnen til 400°C. Kom vand, kokosolie/smør og salt i en gryde og bring det i kog.

g) Pisk mel i, omrør hurtigt, indtil blandingen bliver til en kugle.

h) Rør langsomt æggene i lidt ad gangen, og rør hele tiden for at sikre, at æggene ikke kryber.

i) Lad dejen køle lidt af, og overfør den derefter til din sprøjtepose.

j) Rør 3 tommer lange churros i rækker på din smurte bageplade.

k) Bag i ovnen i 10 minutter ved 400 grader og steg derefter på høj i 1-2 minutter, indtil dine churros er gyldenbrune.

l) Bland imens kanel og sukker sammen i et lille fad.

m) Når churros er ude af ovnen, rul dem ind i kanel- og sukkerblandingen, indtil de er helt dækket. Sæt til side.

56. Bouillabaisse bider

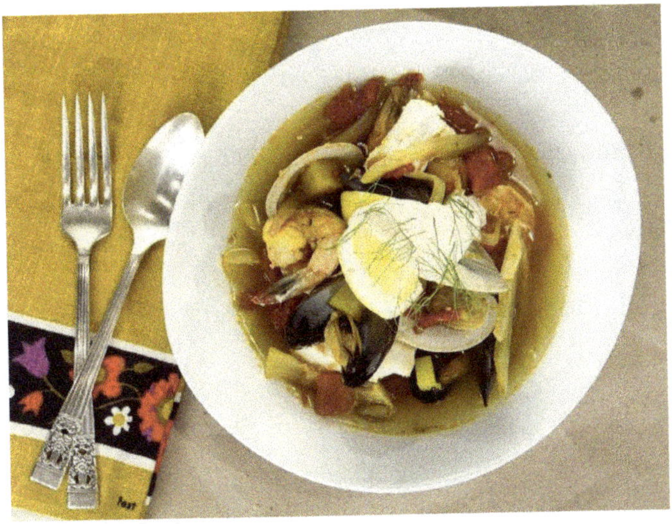

INGREDIENSER:

- 24 medium rejer -- pillede og
- Deveined
- 24 mellemstore kammuslinger
- 2 kopper tomatsauce
- 1 dåse hakket muslinger (6-1/2 oz)
- 1 spsk Pernod
- 20 milliliter
- 1 laurbærblad
- 1 tsk basilikum
- $\frac{1}{2}$ tsk salt
- $\frac{1}{2}$ tsk Friskkværnet peber
- Hvidløg - hakket
- Safran

VEJBESKRIVELSE:

a) Spidd rejer og kammuslinger på 8-tommers bambusspyd ved at bruge 1 reje og 1 kammusling pr. spyd; vikle halen af rejer omkring kammusling.

b) Bland tomatsauce, muslinger, Pernod, hvidløg, laurbærblad, basilikum, salt, peber og safran sammen i en gryde. Bring blandingen i kog.

c) Arranger den ristede fisk i et lavt ovnfad.

d) Dryp sauce over spyd. Bages uden låg ved 350 grader i 25 minutter. Gør 24

57. Blomkålskopper

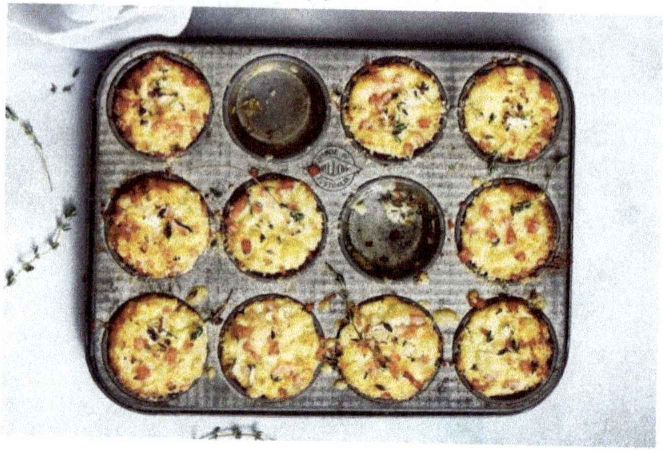

INGREDIENSER:

- 1 1/2 dl blomkålsris
- 1/4 kop hakket løg
- 1/2 kop revet peber jack ost
- 1/2 tsk tørret oregano
- 1/2 tsk tørret basilikum
- 1/2 tsk salt
- 1 stort æg, let pisket

VEJBESKRIVELSE:

a) Forvarm ovnen til 350°F.

b) Kombiner alle ingredienser i en stor røreskål og rør for at inkorporere.

c) Hæld blandingen i brøndene i en mini-muffinform og pak let.

d) Bag 30 minutter eller indtil kopperne begynder at blive sprøde. Lad den køle lidt af og tag den ud af formen.

58. Mac og ostekopper

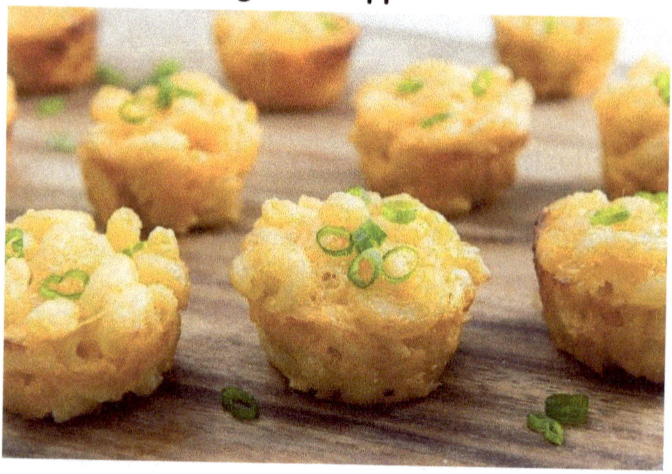

INGREDIENSER:

- 8 oz albuemakaroni
- 2 spsk saltet smør
- 1/4 tsk paprika (brug røget paprika, hvis du har det)
- 2 spsk mel
- 1/2 kop sødmælk
- 8 oz skarp revet cheddarost
- hakket purløg eller spidskål til pynt
- smør til smøring af panden

VEJBESKRIVELSE:

a) Smør en non-stick: mini muffinpande meget godt med smør eller non-stick: madlavningsspray. Forvarm ovnen til 400 grader F.

b) Bring en gryde med saltet vand i kog over høj varme, og kog derefter pastaen i 2 minutter mindre, end der står på pakken.

c) Smelt smørret og tilsæt paprikaen. Tilsæt melet og rør blandingen rundt i 2 minutter. Mens du pisker tilsættes mælken.

d) Tag gryden af varmen og tilsæt oste og afdryppet pasta, rør det hele sammen, indtil ost og sauce er godt fordelt.

e) Portionér din mac og ost i muffinskopperne, enten med en ske eller en 3-spsk cookie scoop.

f) Bag mac og cheese kopperne i 15 minutter, indtil de er boblende og klistrede.

59. Bologna quiche kopper

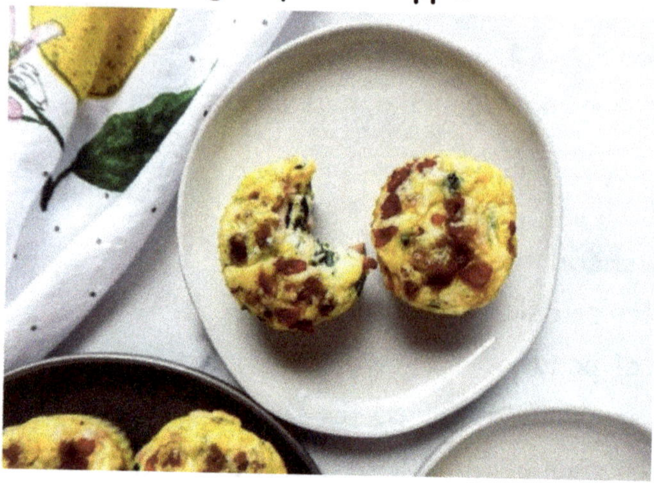

INGREDIENSER:

- 12 skiver bologna
- 2 æg
- ½ kop kiks blanding
- ½ kop revet skarp ost
- ¼ kop Sød pickle relish
- 1 kop mælk

VEJBESKRIVELSE:

a) Læg bolognaskiver i let smurte muffinsforme, så de danner kopper.

b) Bland de resterende ingredienser sammen. Hæld i bologna kopper.

c) Bages ved (400F) i 20-25 minutter eller indtil de er gyldne.

60. Muffin prosciutto kop

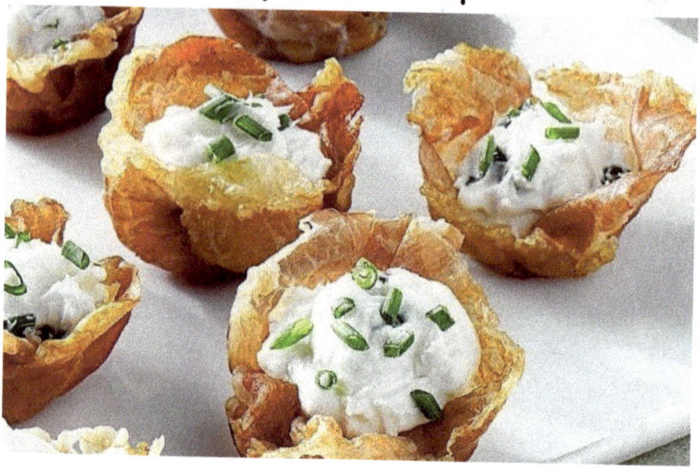

INGREDIENSER:

- 1 skive prosciutto (ca. 1/2 ounce)
- 1 mellemstor æggeblomme
- 3 spsk Brie i tern
- 2 spsk mozzarellaost i tern
- 3 spsk revet parmesanost

VEJBESKRIVELSE:

a) Forvarm ovnen til 350°F. Tag en muffinform ud med brønde, der er ca. 21/2" brede og 11/2" dybe.

b) Fold prosciutto skiven på midten, så den bliver næsten firkantet. Læg den i muffinformen godt for at beklæde den helt.

c) Læg æggeblomme i prosciutto kop.

d) Tilsæt oste ovenpå æggeblomme forsigtigt uden at knække den.

e) Bag cirka 12 minutter, indtil blommen er kogt og varm, men stadig flydende.

f) Lad den køle af i 10 minutter, før den tages ud af muffinformen.

61. Rosenkål kopper

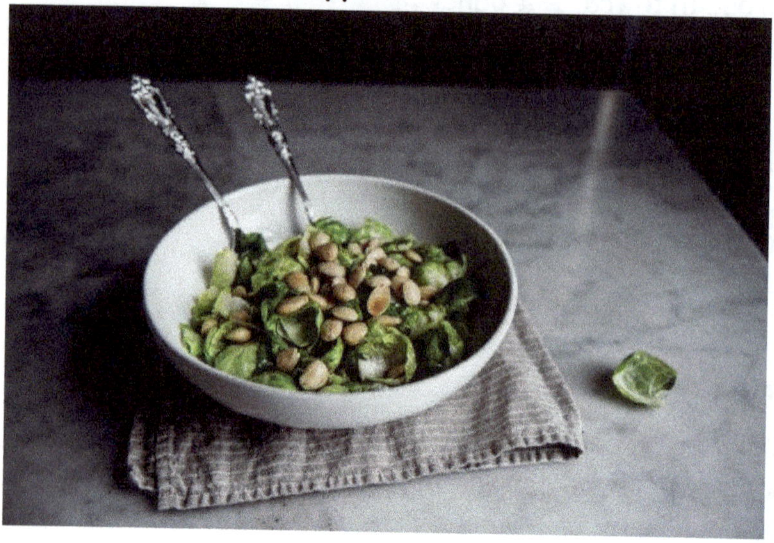

INGREDIENSER:

- 12 mellemstore rosenkål
- 6 ounce Yukon Gold kartofler
- 2 spsk Skummetmælk
- 1 spsk Olivenolie
- $\frac{1}{8}$ tsk salt
- 2 ounces røget ørred, flået
- 1 ristet rød peber, skåret i 2 tommer gange 1/8 tommer strimler

VEJBESKRIVELSE:

a) Forvarm ovnen til 350

b) Trim stilkene, skåret i to på langs, fjern kernen og efterlader kopper med mørkere grønne blade.

c) Damp spirekopper i 6 minutter, eller indtil de er møre, når de gennembores med en skarp kniv og stadig er lysegrønne.

d) Dræn på hovedet på køkkenrulle. Kog kartoflerne møre, afdryp, tilsæt mælk, olivenolie og salt.

e) Pisk indtil glat. Fold forsigtigt ørreden ind. +$\frac{1}{4}$> ske i skaller og læg peberstrimler ovenpå.

62. Endivie kopper

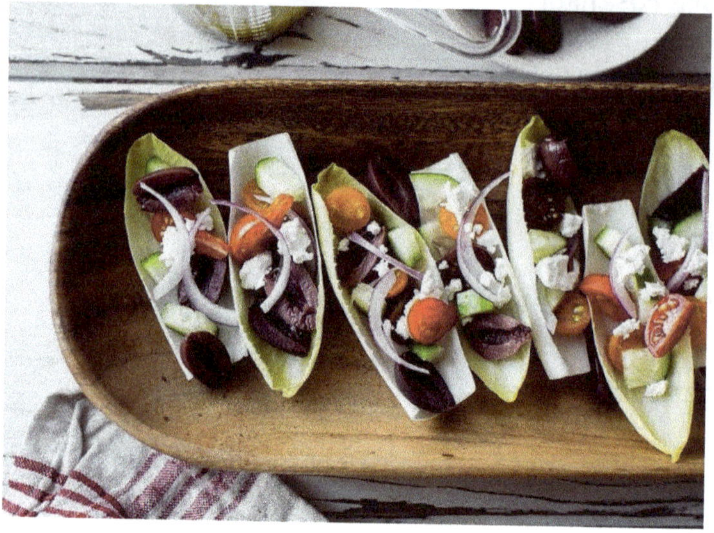

INGREDIENSER:

- 1 stort hårdkogt æg, pillet
- 2 spsk tun på dåse i olivenolie, drænet
- 2 spsk avocado frugtkød
- 1 tsk frisk limesaft
- 1 spsk mayonnaise
- 1/8 tsk havsalt
- 1/8 tsk sort peber
- 4 belgiske endiveblade, vasket og tørret

VEJBESKRIVELSE:

a) I en lille foodprocessor blandes alle ingredienser undtagen endive indtil det er godt blandet.

b) Hæld 1 spiseskefuld tunblanding på hver endiviekop.

63. Taco kopper

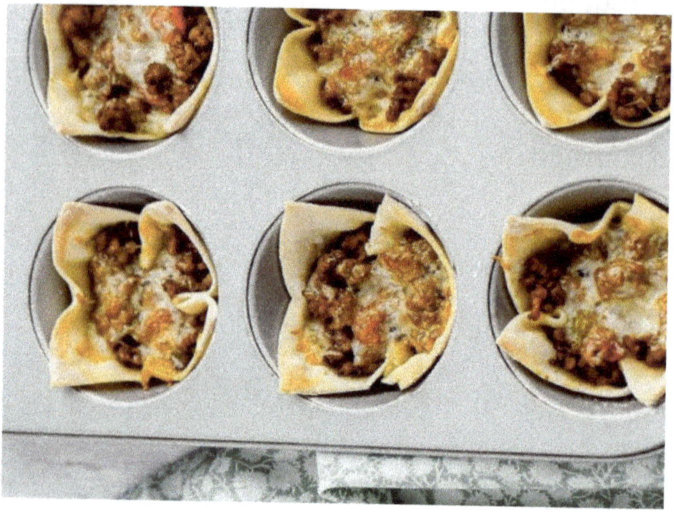

INGREDIENSER:

- Chilipulver, spidskommen, paprika
- Salt, sort peber
- 1/4 tsk tørret oregano
- 1/4 tsk knuste røde peberflager
- 1/4 tsk granuleret hvidløg
- 1/4 tsk granuleret løg
- 1 pund 75% magert hakket oksekød
- 8 (1-ounce) skiver skarp cheddarost
- 1/2 kop salsa uden tilsat sukker
- 1/4 kop hakket koriander
- 3 spiseskefulde Franks rødglødende sauce

VEJBESKRIVELSE:

a) Forvarm ovnen til 375°F. Beklæd en bageplade med bagepapir.

b) Bland krydderierne i en lille skål og rør rundt. Kog hakkebøf i en mellemstor stegepande over medium-høj varme. Når oksekødet næsten er færdigkogt, tilsæt krydderiblandingen og rør rundt, så det dækker helt. Fjern fra varmen og sæt til side.

c) Arranger cheddarostskiver på beklædt bageplade. Bages i forvarmet ovn i 5 minutter, eller indtil de begynder at blive brune. Lad det køle af i 3 minutter og træk derefter bagepladen af, og flyt hver skive over i brønden i en muffinform, så de danner en kop. Lad køle af.

d) Hæld lige store mængder kød i hver kop og top med 1 spiseskefuld salsa. Drys koriander og varm sauce på toppen.

64. Skinke 'n' cheddar kopper

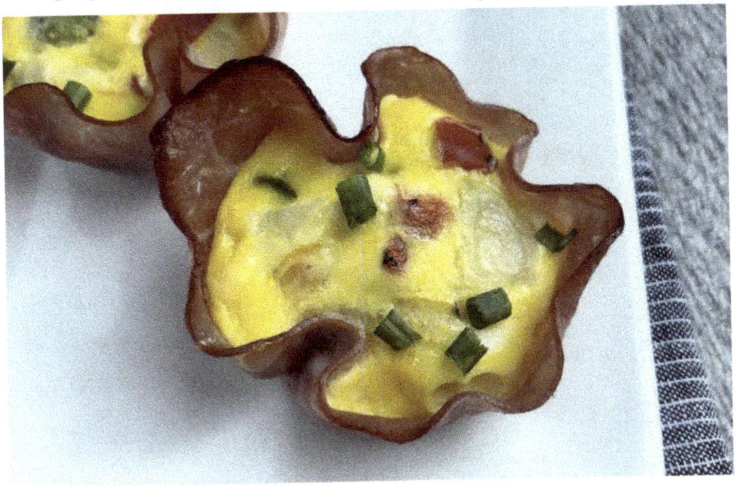

INGREDIENSER:

- 2 kopper universalmel
- $\frac{1}{4}$ kop sukker
- 2 tsk bagepulver
- 1 tsk salt
- $\frac{1}{4}$ teskefuld peber
- 6 æg
- 1 kop mælk
- $\frac{1}{2}$ pund Fuldt kogt skinke; terninger
- $\frac{1}{2}$ pund cheddarost; skåret i tern eller strimlet
- $\frac{1}{2}$ pund Bacon i skiver; kogt og smuldret
- 1 lille løg; fint hakket

VEJBESKRIVELSE:

a) I en skål kombineres mel, sukker, bagepulver, salt og peber. Pisk æg og mælk; rør i tørre ingredienser, indtil det er godt blandet. Rør skinke, ost, bacon og løg i.

b) Fyld velsmurte muffinsforme tre fjerdedele op.

c) Bages ved 350° i 45 minutter. Afkøl i 10 minutter, før den tages ud på en rist.

65. Cocktailparty rejer

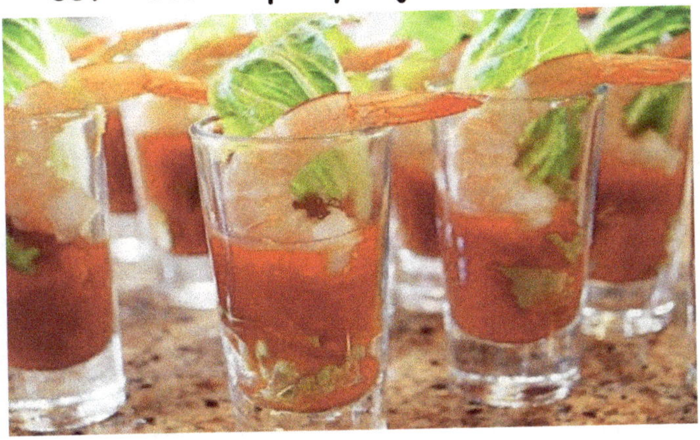

INGREDIENSER:

- 1 bundt spidskål/skalotteløg
- ½ stort bundt persille
- 2 dåser Hele peberfrugter
- 2 store bælg hvidløg
- 3 Dele salatolie til 1 del
- Hvid eddike
- Salt
- Peber
- Tør sennep
- rød peber
- 5 pund Kogt afskallet renset
- Rejer eller optøet frosne

VEJBESKRIVELSE:

a) Hak grøntsagerne fint i en foodprocessor eller blender. Tilsæt til olie/eddikeblandingen. Bland godt. Smag til med andre krydderier.

b) Hæld blandingen over rejer, vend flere gange. Stil på køl i mindst 24 timer, bland af og til. Dræn væske til servering. Server med tandstikker.

66. Cocktail gulerodsstave

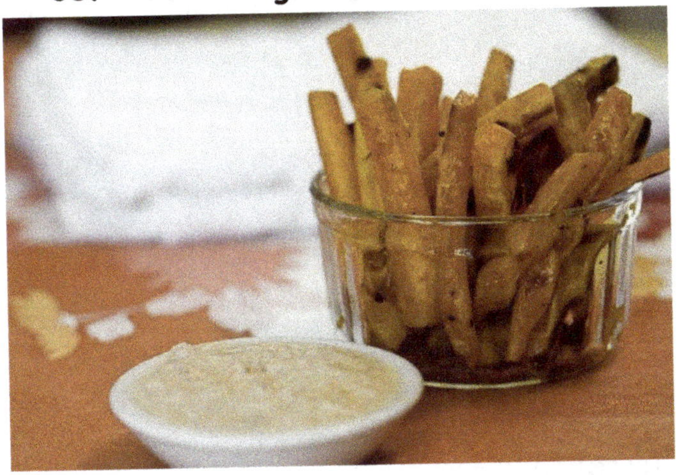

INGREDIENSER:

- $1\frac{1}{2}$ kop sukker
- 3 spsk Salt
- 2 liter hvid eddike
- 2 spsk Sennepsfrø
- 2 spsk selleri frø
- 1 spsk dildfrø
- 2 tsk basilikum tørret
- 1 tsk Hot peber flager
- 5 pund gulerødder
- 5 kviste dild

VEJBESKRIVELSE:

a) Kom sukker, salt og eddike i en lille glaspande og bring det i kog; reservere. Kombiner de resterende ingredienser undtagen gulerødder og dildkviste; reservere.

b) Julienne gulerødder ($\frac{1}{2}$ tomme firkantet) og skåret i længder, så de passer i krukker. Genopvarm eddikeblandingen, tilsæt 1 tsk krydderier og $\frac{1}{2}$ kop af eddikeblandingen til hver krukke.

c) Pak gulerødder lodret og efterlader $\frac{1}{4}$ tomme hovedplads, læg en kvist dild ovenpå og fyld glassene med eddikeblanding.

d) Forsegl og forarbejde i 5 minutter i et kogende vandbad.,

67. Cocktailcremepuster

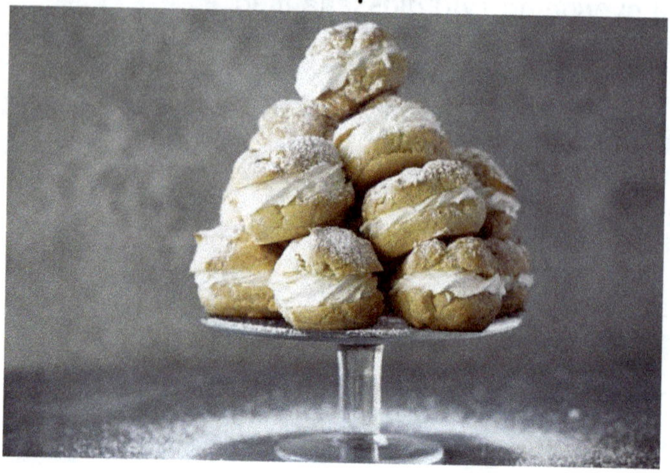

INGREDIENSER:

- ½ kop smør
- 1 kop mel
- 4 æg
- 1 kop kogende vand
- 2 spsk Smør
- 1 kop pekannødder, hakkede
- 1½ kop kylling, kogt
- ¼ tsk salt
- 3 ounce flødeost
- ¼ kop mayonnaise
- ¼ tsk citronskal

VEJBESKRIVELSE:

a) Kom smør og kogende vand i gryden. Tilsæt mel og salt, kog i cirka 2 minutter, eller indtil det danner en blød kugle. Tilsæt æg, et ad gangen, pisk godt.

b) Dryp teskefulde af blandingen på en smurt bageplade. Bages 20 - 22 minutter ved 425 grader. Afkøl på rist.

c) Smelt smør i stegepande; tilsæt pekannødder og kog ved svag varme, indtil de er brune. Afkøl og bland de resterende ingredienser. Bruges til at fylde cremepuffs.

d) Skær en skive af toppen af puff og fyld med kyllingefyld. Udskift toppe.

68. Cocktail kebab

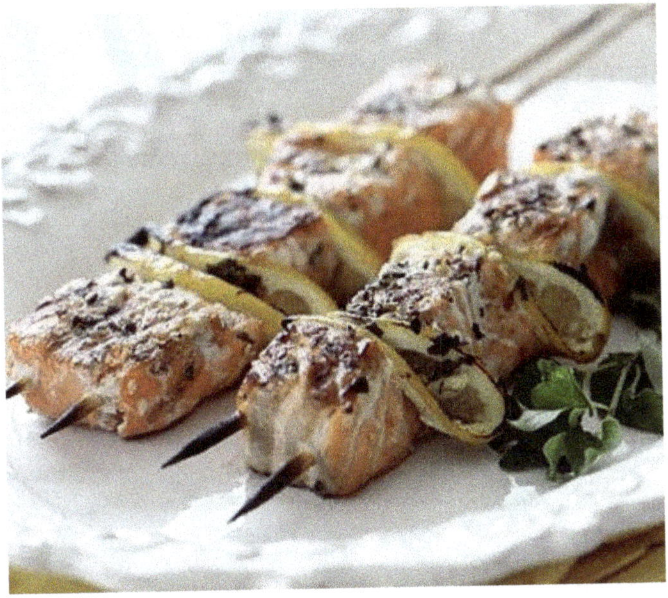

INGREDIENSER:

- 8 store rejer, kogte
- 2 grønne løg, trimmet
- ½ rød peberfrugt, frøet, skåret i tynde strimler
- 8 små modne eller grønne oliven
- 1b Fed hvidløg, knust
- 2 spsk citronsaft
- 2 spsk olivenolie
- 1 tsk sukker
- 1 tsk Groftmalet sennep
- ¼ tsk cremet peberrod

VEJBESKRIVELSE:

a) Fjern hoveder og kropsskaller fra rejer, men lad dem sidde på haleskallerne.

b) Devein rejer ved at fjerne sort rygmarv. Skær hvert grønt løg i 4 tusindfryd. Kom rejer, grønne løg, peberfrugt og oliven i en skål.

c) Bland hvidløg, citronsaft, olivenolie, sukker, sennep og peberrod.

d) Hæld rejeblandingen over, dæk til og mariner i mindst 2 timer under omrøring af og til. Fjern ingredienserne fra marinaden og tråd ligeligt på 8 træpinde. Afdryp på køkkenrulle.

69. Cocktailvandkastanjer

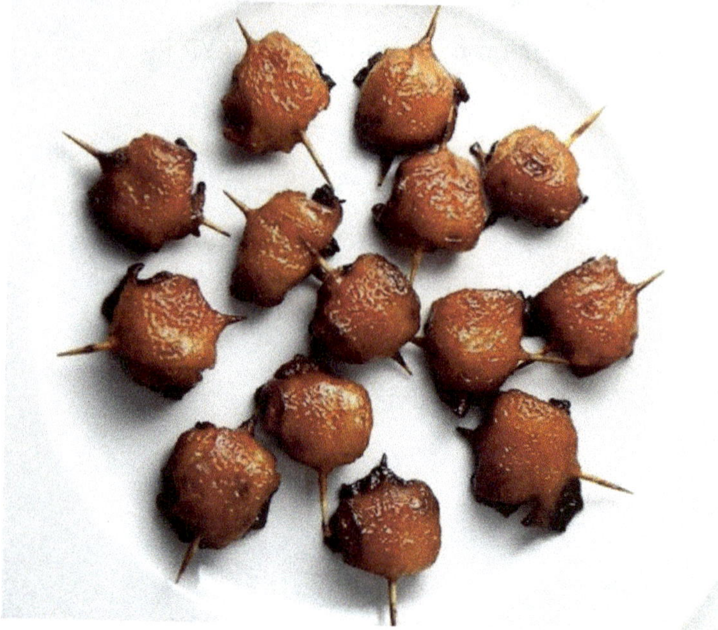

INGREDIENSER:

- $8\frac{1}{2}$ ounce dåse vandkastanjer
- Gem 1/2 kop væske
- $\frac{1}{2}$ kop eddike
- 12 skiver bacon, halveret
- $\frac{1}{4}$ kop brun farin
- $\frac{1}{4}$ kop Catsup

VEJBESKRIVELSE:

a) Mariner kastanjer i væske og eddike i 1 time. Dræne.

b) Bland brun farin og catsup; fordel derefter på bacon. Rul kastanjer i bacon. Fastgør med tandstikker.

c) Steg indtil bacon er sprødt.

70. Cocktail-wieners

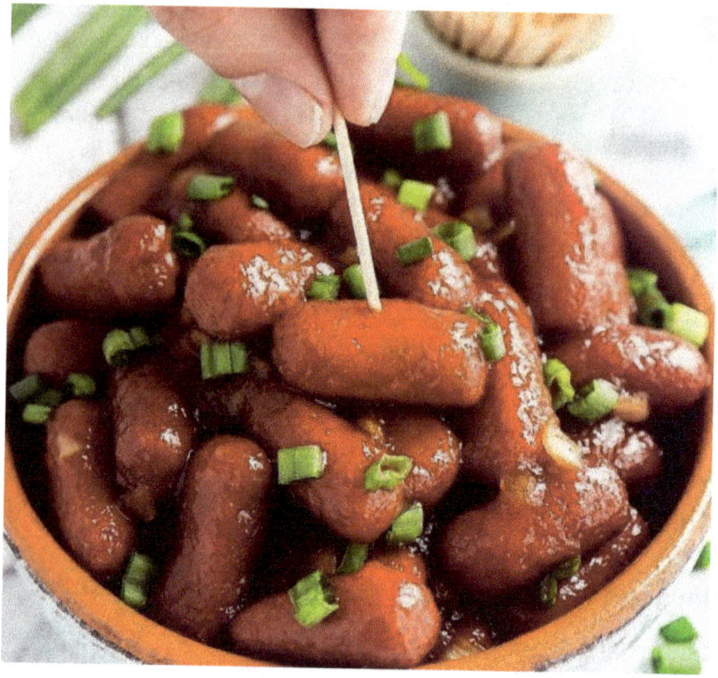

INGREDIENSER:

- $\frac{3}{4}$ kop Tilberedt sennep
- 1 kop ribsgele
- 1 pund (8-10) frankfurters Wieners

VEJBESKRIVELSE:

a) Bland sennep og ribsgele i gnavskål eller dobbeltkoger.

b) Skær frankfurter diagonalt i mundrette stykker. Tilsæt saucen og varm igennem.

71. Cocktail rug hors d'oeuvres

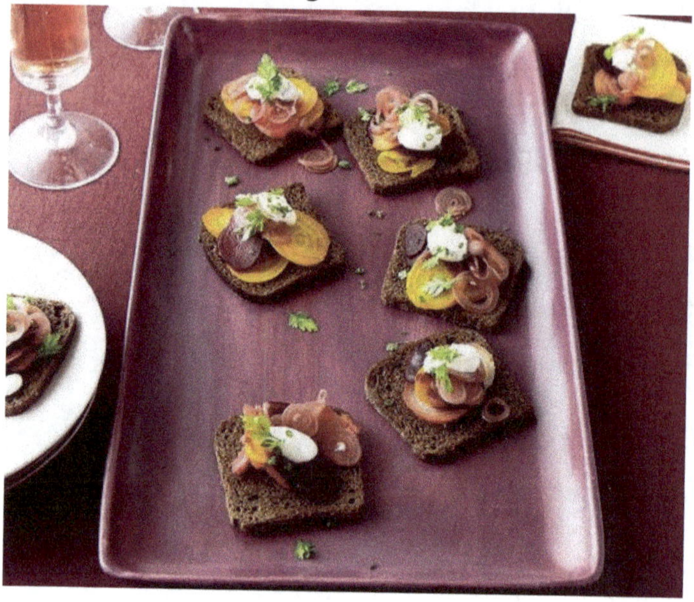

INGREDIENSER:

- 1 kop mayonnaise
- 1 kop revet skarpe cheddar ost
- ½ kop parmesanost
- 1 kop hakkede grønne løg
- Cocktailrugbrødsskiver

VEJBESKRIVELSE:

a) Bland mayo, oste og løg. Hæld cirka 1½ spiseskefulde (eller mere) på hver brødskive.

b) Læg dem på en bageplade og læg dem under slagtekyllinger, indtil de er boblende, pas på at de ikke brænder på.

72. Bacon Og Gedeost Pops

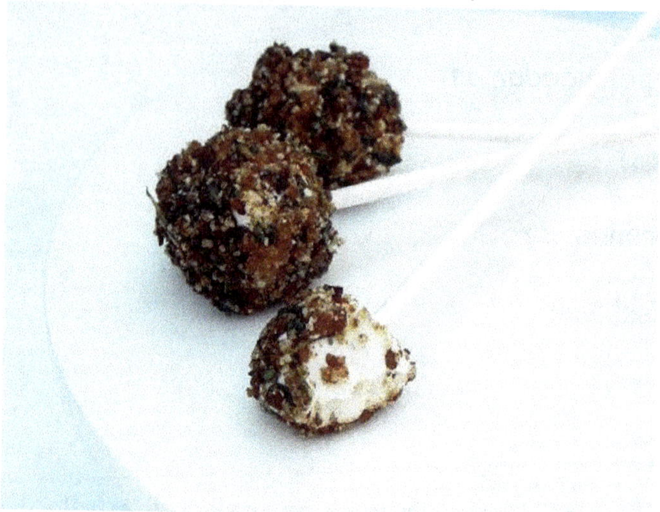

INGREDIENSER

- 8 skiver bacon, kogt til de er sprøde
- 4 ounce gedeost
- 4 ounce flødeost (ikke pisket!)
- 1 tsk honning
- 1 tsk timian
- 2 spsk persille, finthakket
- 1/2 tsk friskkværnet peber
- 20 bagte æblechips (du skal bruge 2 æbler)

VEJBESKRIVELSE:

a) Dup hvert stykke kogt bacon med køkkenrulle for at fjerne eventuelt fedt. Hak baconen fint og kom den i en lille skål. Tilsæt timian, persille og friskkværnet peber og bland for at kombinere. Sæt til side.

b) Tilsæt gedeost, flødeost og honning i en mellemstor skål. Brug en gaffel eller træske til at blande det godt sammen.

c) Rul gedeostblandingen til kugler på størrelse med en tommelfinger. Rul hver af disse kugler i baconblandingen. Stil til side på en bageplade. Opbevar kugler, dækket med et stykke saran wrap, i køleskabet, indtil de skal serveres.

d) Læg 1 gedeostkugle oven på hver bagt æblechip. Stik en slikkepind i toppen af hver gedeostkugle

73. Kokos vanilje ispinde

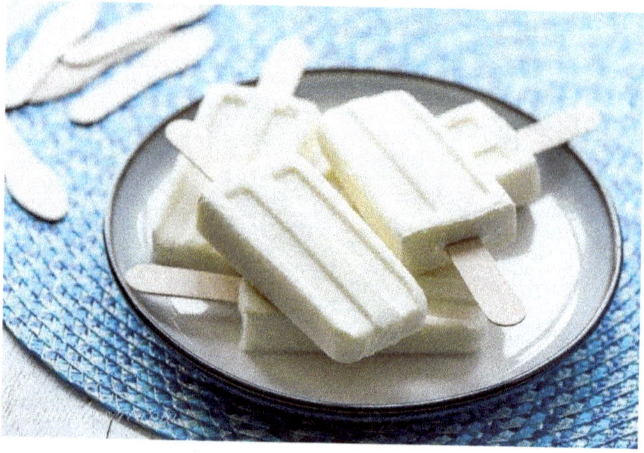

INGREDIENSER

- 2 kopper usødet kokoscreme, afkølet
- 1/4 kop usødet strimlet kokosnød
- 1 tsk vaniljeekstrakt
- 1/4 kop erythritol eller granulær Swerve

VEJBESKRIVELSE:

a) Kom alle ingredienser i en blender og blend indtil det er helt blandet, cirka 30 sekunder.

b) Hæld blandingen i 8 popsicle-forme, bank på forme for at fjerne luftbobler.

c) Frys i mindst 8 timer eller natten over.

d) Fjern popsicles fra forme. Hvis ispindene er svære at fjerne, så kør forme under varmt vand kort, og ispindene vil løsne sig.

74. Frosne fudge-ispindsvin

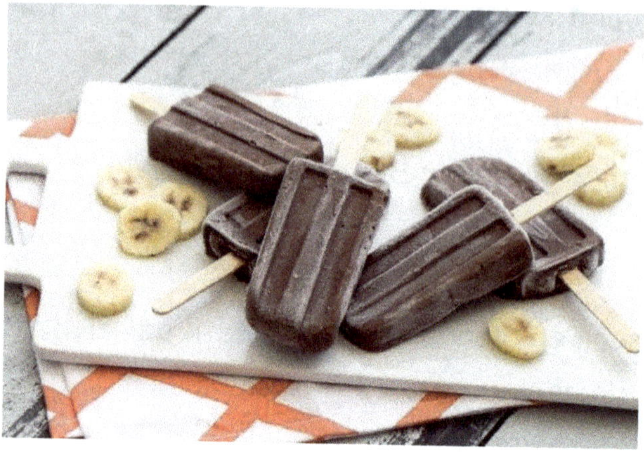

INGREDIENS

- 1 pakke (3 3/4 oz) Chokolade Fudge
- Budding og tærtefyld.
- 2 spsk sukker
- 3 kopper mælk

VEJBESKRIVELSE:

a) Kom buddingblandingen, sukker og mælk i en gryde. Kog over medium varme under konstant omrøring, indtil blandingen koger helt op. Fjern fra varmen og afkøl 5 minutter. omrøring to gange. Sæt i fryseren i cirka 30 minutter for at afkøle og tykne.

b) Hæld blandingen i de 103 oz papirkopper og sæt en ispind af træ eller plastikske i hver kop. Dæk hver kop med folie efter at have skåret et lille hul lige stort nok til at stikke pind eller ske håndtag igennem.

c) Folien hjælper med at placere pindene oprejst og vil holde ispindene fra at dehydrere. Frys til den er fast. Klip papirkopperne væk inden servering

75. Orange tranebærispinde

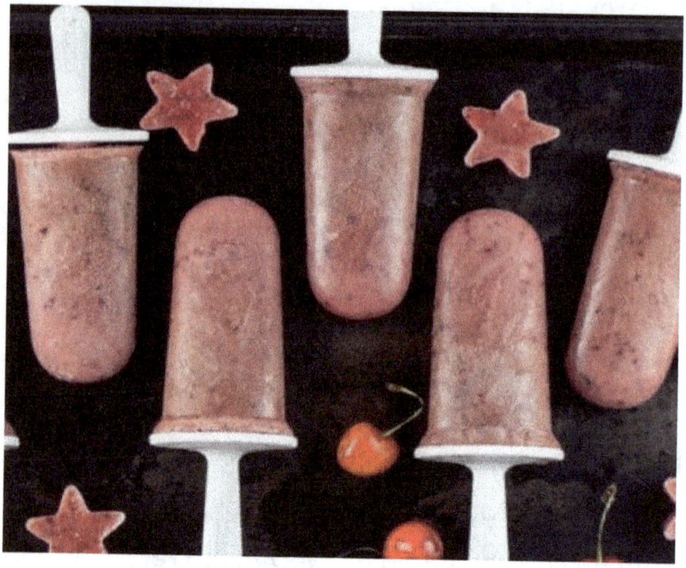

INGREDIENS

- 1 (6 oz) dåse frosset appelsinjuicekoncentrat, blødgjort
- 1 (6 oz) dåse vand
- 1 pint vaniljeis, blødgjort, eller 2 beholdere af
- Almindelig yoghurt
- Popsicle sticks
- Kopper

VEJBESKRIVELSE:

a) Pisk i en blender.

b) Hæld i forme, sæt stave i, og frys.

76. Polynesiske ispinde

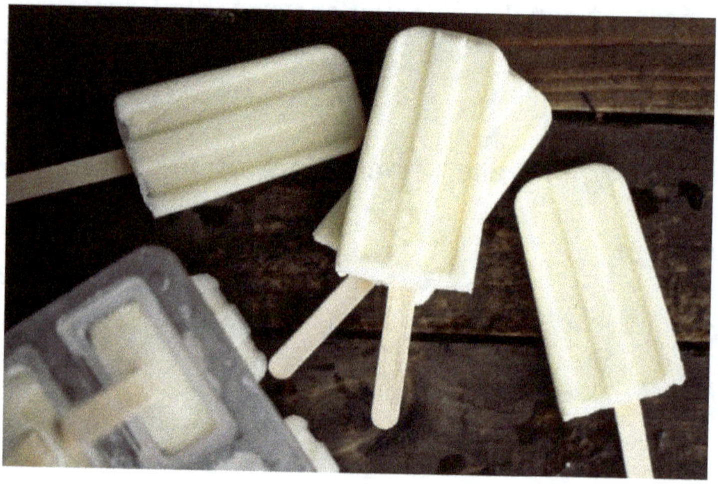

INGREDIENS

- 1 kop skummetmælk
- 1 kuvert gelatine uden smag
- ½ kop honning eller sukker
- 1 æggehvide
- 1¼ kopper abrikosnektar eller ananasjuice på dåse
- ispinde og kopper

VEJBESKRIVELSE:

a) Hæld mælk i blenderen og tilsæt gelatine. Lad det bløde i et minut, før du tilsætter resten af ingredienserne til at piske.

b) Hæld i forme, sæt stave i, og frys.

77. Peach Whip Cream Creamsicles

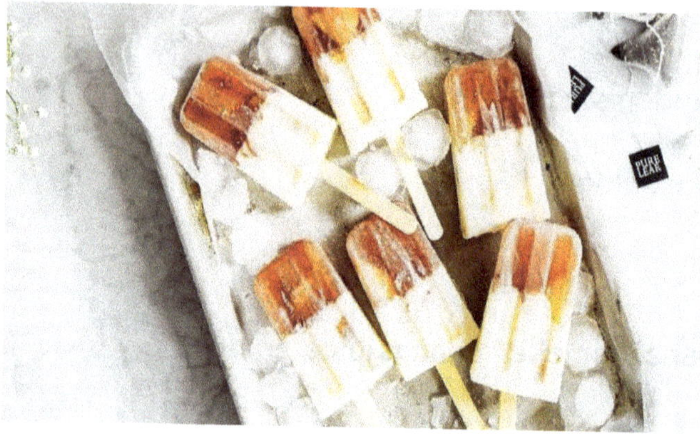

INGREDIENS

- 1 (6 oz) dåse ferskner i lys sirup eller 2 friske modne ferskner, skåret i skiver og udstenet
- 1 kop tung fløde
- 1 tsk sukker eller honning (valgfrit)
- ispinde og kopper

VEJBESKRIVELSE:

a) Pisk fløde i en blender i 30-45 sekunder. Tilsæt ferskner og honning.

b) Pisk indtil glat. Hæld i forme, sæt stave i, og frys.

78. Chokolade pops

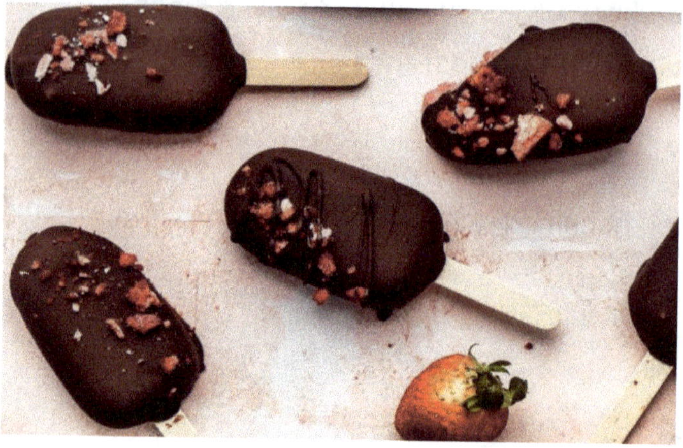

INGREDIENS

- 1 (8 oz) beholder almindelig yoghurt
- 2 spsk kakao eller johannesbrødpulver
- 2 spsk brun farin eller honning
- ispinde og kopper

VEJBESKRIVELSE:

a) Gør flydende i en blender, hæld i forme, sæt ispinde i, og frys.

79. Glas snekegler

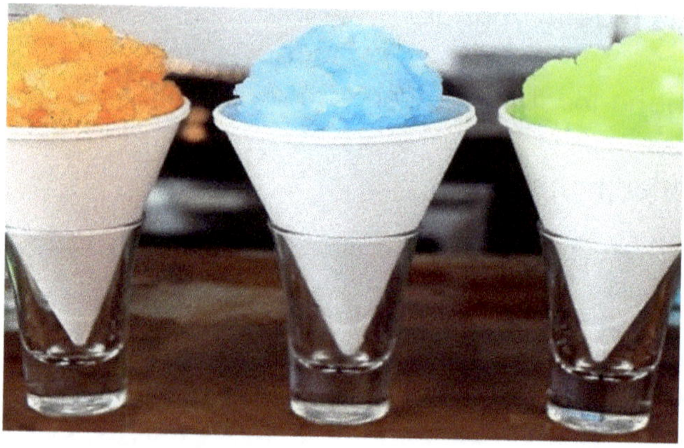

VEJBESKRIVELSE:

a) Frys appelsinjuice (eller enhver anden juice med smag) i isterningbakker, pop frosne juiceterninger i en plastikpose til opbevaring.

b) Kom tre til seks af disse terninger ad gangen i en blender.

c) Tænd og sluk for blenderen, indtil terningerne når en sneagtig konsistens. Hæld i en kop til servering.

d) Hele batchen blandet på én gang vil beholde sin karnevalskonsistens opbevaret i en beholder i fryseren. Børn kan tjene sig selv

e) Tilsætning af lidt vand gør det til en "slush". Selv børn, der ikke bryder sig om appelsinjuice, kan lide det på denne måde.

80. Vandmelon ispinde

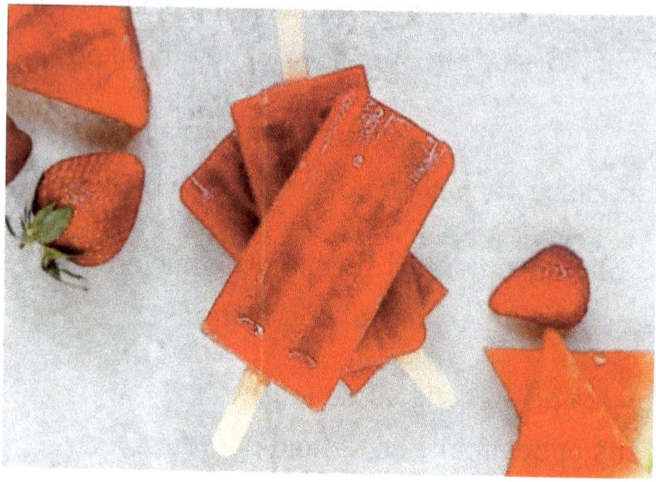

INGREDIENS

- 1 kop kerneløse vandmelonstykker
- 1 kop appelsinjuice
- 1 kop vandispind
- pinde og kopper

VEJBESKRIVELSE:

a) Blend disse ingredienser i en blender, hæld i forme, sæt stave i og frys.

b) Tjene

81. Matcha ispinde

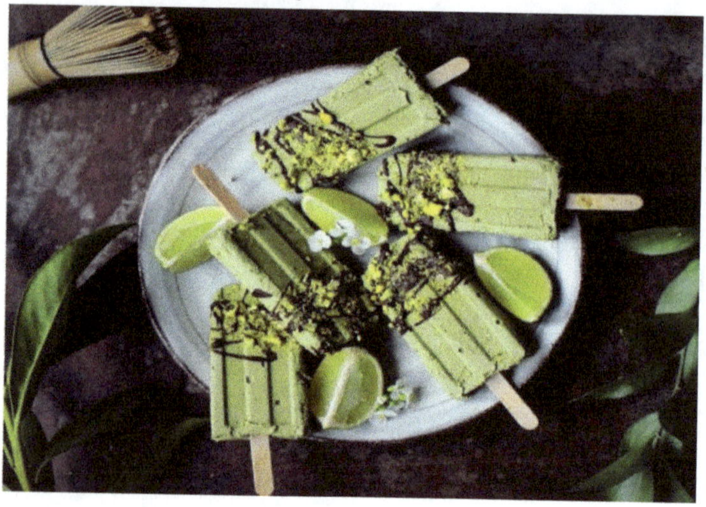

INGREDIENS

- 2 kopper usødet kokoscreme, afkølet
- 2 spsk kokosolie
- 1 tsk matcha
- 1/4 kop erythritol eller granulær Swerve

VEJBESKRIVELSE:

a) Kom alle ingredienser i en blender og blend indtil det er helt blandet, cirka 30 sekunder.

b) Hæld blandingen i 8 popsicle-forme, bank på forme for at fjerne luftbobler.

c) Frys i mindst 8 timer eller natten over.

d) Fjern popsicles fra forme. Hvis ispindene er svære at fjerne, så kør forme under varmt vand kort, og ispindene vil løsne sig.

82. Kringle napper

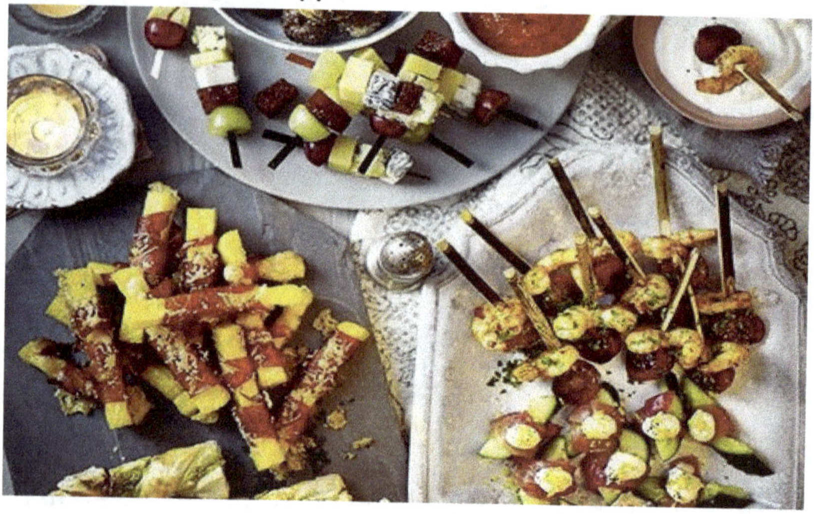

INGREDIENSER

- 1 kop kringlestave
- 3 kopper korn
- 1/3 kop rosiner
- $\frac{1}{4}$ kop ristede solsikkekerner

VEJBESKRIVELSE

1. Bland alle ingredienser i en stor skål. Afkøles
2. Tjene

83. Blomsterrod

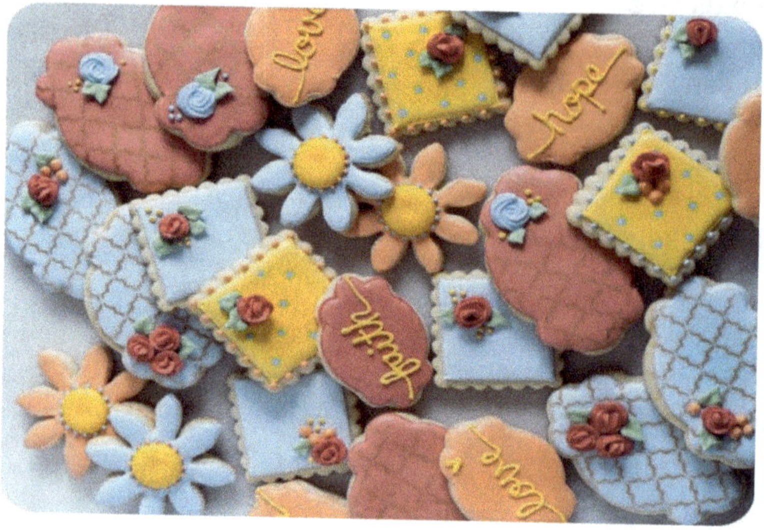

INGREDIENSER

- 1/2 del æblemos
- 1/2 del kanel
- Blandet skål
- 2 ark vokset papir
- Kagerulle
- Småkagedåser, forskellige former og størrelser

VEJBESKRIVELSE

Bland kanel og æblemos sammen.

Hæld ud på et stykke vokspapir. Læg det ekstra ark ovenpå.

Rul blandingen ud. Tryk kageudstikkerne ovenpå og klip den ekstra dej væk.

Lufttør formerne og dekorer derefter med maling eller glimmer.

84. Pretzels Sommerfugle

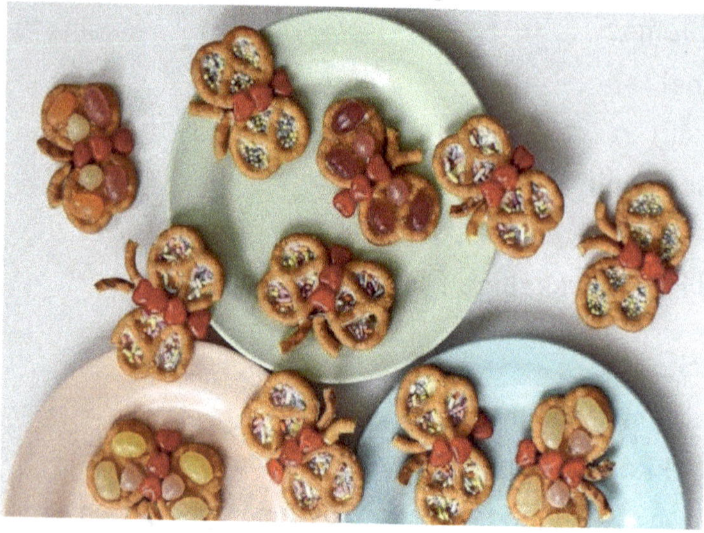

INGREDIENSER

- Mini kringler
- Stik kringler
- 4 forskellige farver Candy Melts
- Farvet drys

VEJBESKRIVELSE

a) Mikroovn slik i 1 minut for at smelte.
b) Dyp kringlerne i de farver, du gerne vil have, og arranger dem derefter sammen på bagepapir for at lave enten en sommerfugl eller guldsmede. Pindkringlerne går i midten med enten 2 eller 4 minikringler vinklet mod den på siderne.
c) Drys på enhver sjov slikpynt, du har.
d) Lad afkøle helt, indtil det er fast. Tjene.

85. Fudge popper

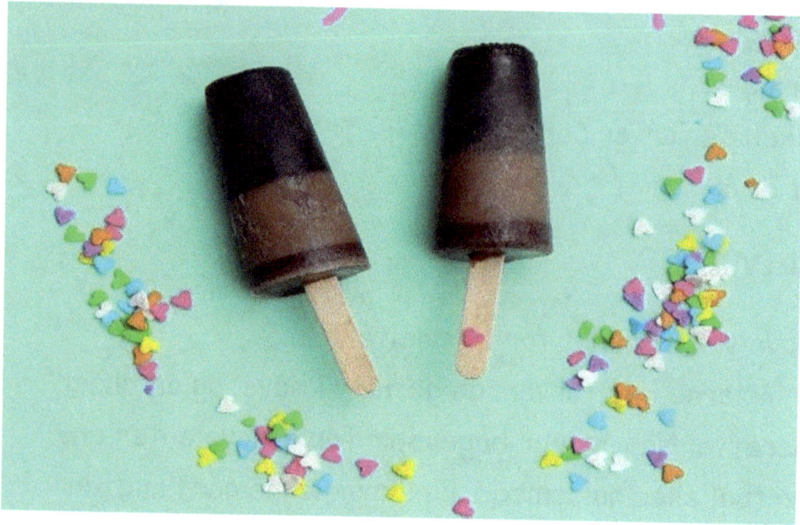

INGREDIENSER

- ¼ kop nøddeolie
- ½ kop universalmel
- 4 kopper mandelmælk
- 1-1/3 kopper pakket brun farin
- 1/3 kop bagekakao
- 1 tsk salt
- 2 tsk vaniljeekstrakt
- 20 ispinde og forme

VEJBESKRIVELSE

a) I en stor gryde varmes olie op. Rør mel i, indtil glat; tilsæt gradvist mandelmælk. Rør farin, kakao og salt i. Rør vanilje i.

b) Hæld i Popsicle forme og sæt Popsicle sticks i kopper.

c) Frys til den er fast.

86. Søde kartoffel kiks

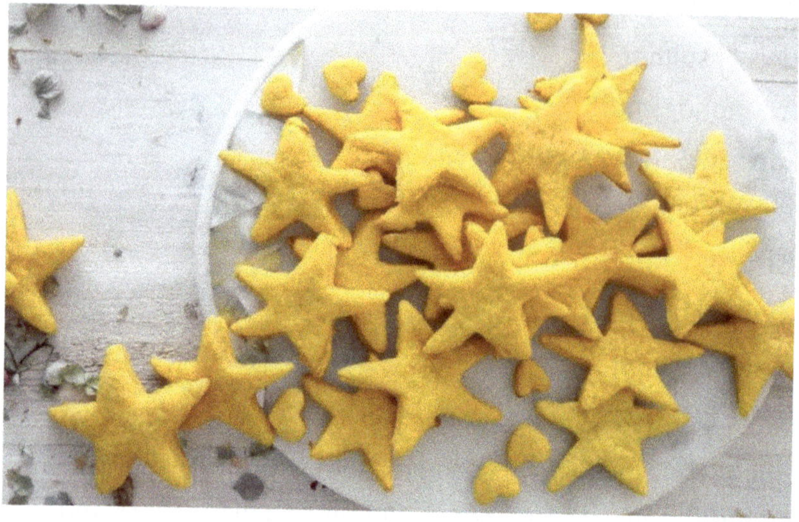

INGREDIENSER

- 1 1/2 dl selvhævende mel
- 1/2 tsk salt
- 3 spsk kokosolie.
- 1 søde kartofler & 1 kop sød kartoffelpuré
- 1 tsk sukker

VEJBESKRIVELSE

a) Forvarm din ovn til 200oC.
b) Bland alle ingredienser til en krummelignende konsistens.
c) Rul tyndt ud på en meldrysset overflade.
d) Brug en række forskellige småkageudstikkere til at lave figurer.
e) Lægges på en bageplade. Bages i 8 minutter ved 200oC.

87. Æblehjul på pind

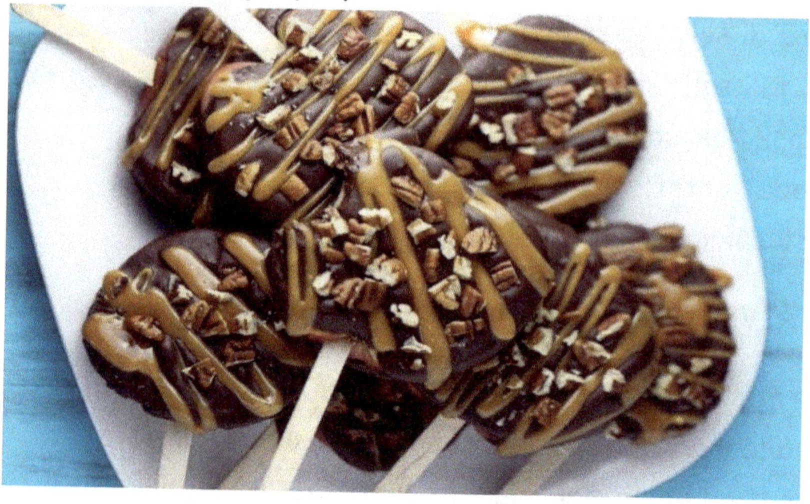

INGREDIENSER

- ¼ kop jordnøddesmør
- 1-1/2 tsk honning
- ½ kop halvsød miniature chokoladechips
- 2 spsk rosiner
- 4 mellemstore røde lækre æbler, Skåret i hjul
- Popsicle sticks

VEJBESKRIVELSE

a) I en lille skål kombineres jordnøddesmør og honning; fold chokoladechips og rosiner i.
b) Overtræk æbler med jordnøddesmørblanding; Kom i stave og stil på køl i mindst 1 time.

88. Chokolade frugt

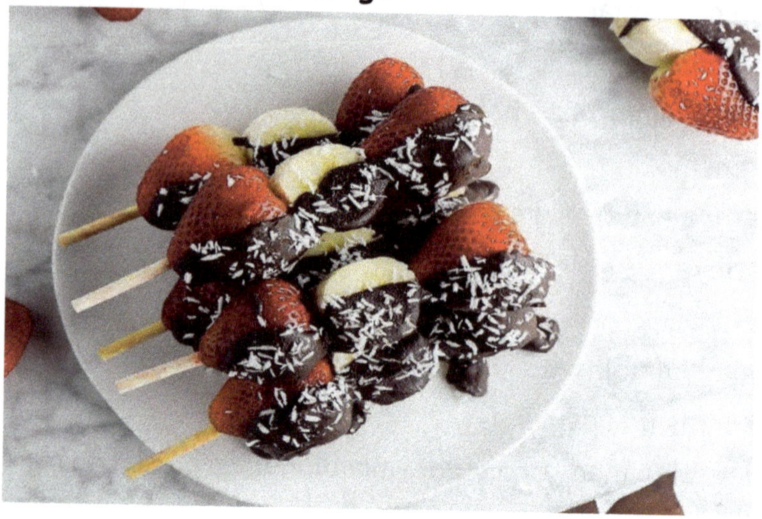

INGREDIENSER

- 12-ounce pose semi-søde chokoladechips
- 10 jordbær
- 2 bananer, skrællet og skåret i stykker
- Spidpinde

VEJBESKRIVELSE

a) Beklæd en bageplade med vokspapir.

b) Mikrobølgechokolade i en mikrobølgesikker skål ved lav temperatur i 4 minutter under omrøring efter 1 minut. Fortsæt indtil chokoladen er smeltet.

c) Dyp frugt, en ad gangen, i smeltet chokolade. Sæt på papirforet bakke.

d) Træk i spyd og stil på køl i 20 minutter, indtil de er stivnet.

89. Strawberry Rollup

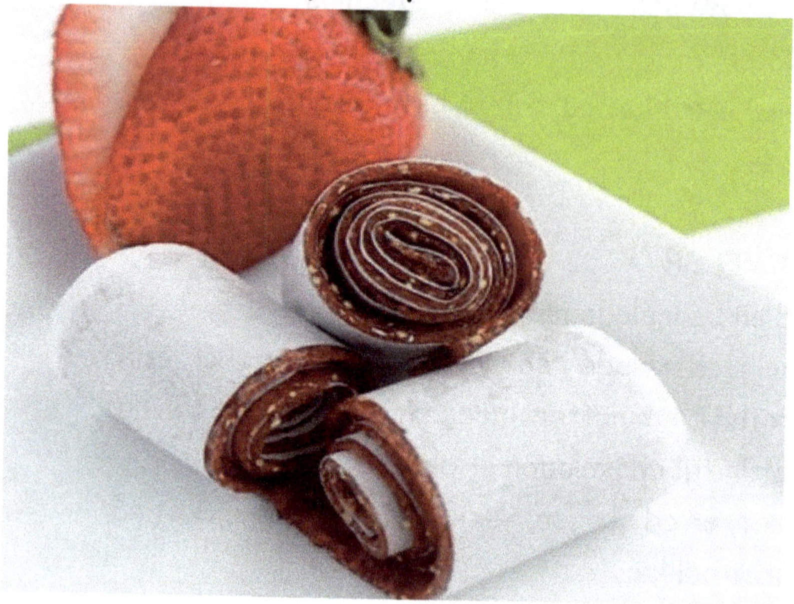

INGREDIENSER

- 5 kopper bær
- 1/4 kop honning
- 2 spsk citronsaft

VEJBESKRIVELSE

a) Vask og afstilk jordbærrene.

b) Kom de hakkede jordbær i blenderen. Tilsæt honningen.

c) Purér blandingen af jordbær og honning.

d) Læg et stykke bagepapir på en bageplade.

e) Fordel din purerede frugt på pladen i et tyndt lag.

f) Bag ved 250 grader i 2-3 timer, og lad det så stå natten over.

g) Skær i strimler og server.

90. Blue Sky Jell-O

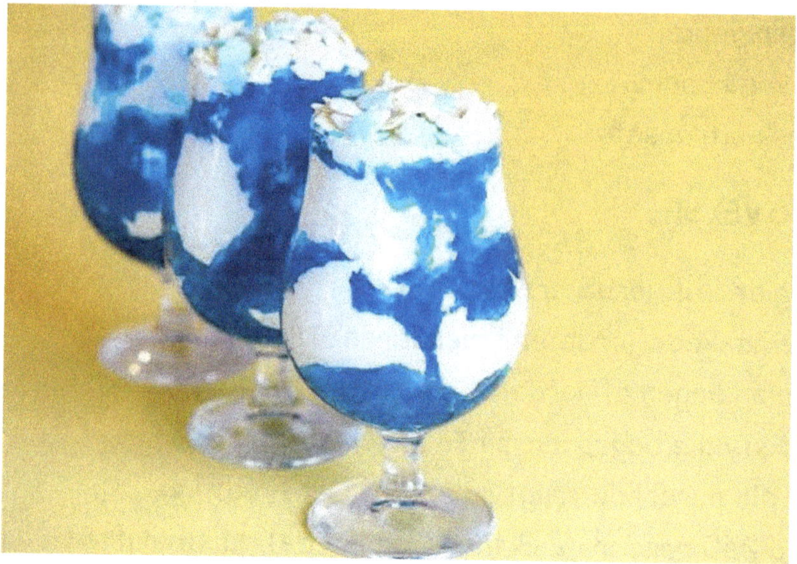

INGREDIENSER

- 2 små æsker blå Jell-O
- 2 kopper kogende vand
- 2 til 3 kopper isterninger
- 1 kop kokosflødeskum

VEJBESKRIVELSE

a) Opløs Jell-O pulveret i 2 kopper kogende vand.
b) Tilsæt isterningerne og rør, indtil Jell-O begynder at stivne og kan holde formen.
c) Pisk kokosfløden til den danner stive toppe.
d) Dæk bunden af krukken med blå Jell-O.
e) Tilsæt to skefulde flødeskum i kanterne og form det til en sky. Tilføj endnu et lag Jell-O for lige at dække skyerne.
f) Stil på køl i 2 til 4 timer før servering.

91. Kanel glæde

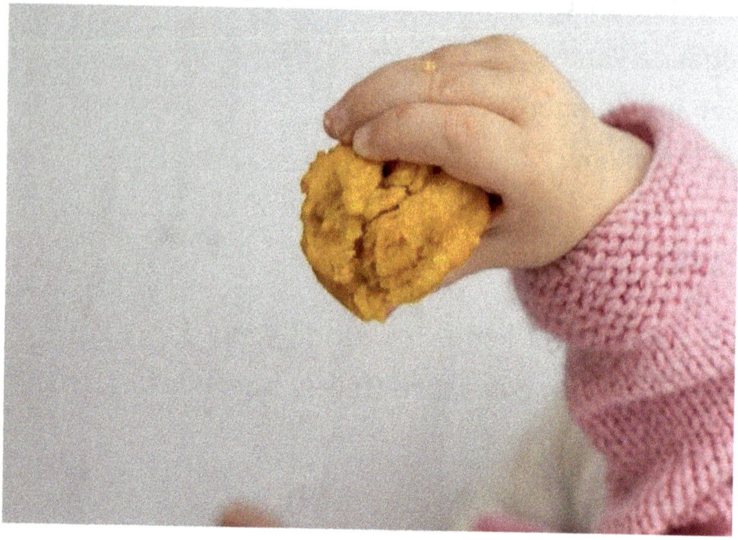

INGREDIENSER

- 2/3 kop vand
- 1 kop tør bulgur ¼ kop rosiner
- 1 tsk kanel
- 1 spsk brun farin
- 1 banan, skåret i skiver

VEJBESKRIVELSE

a) I en gryde bringes vand og bulgur i kog.

b) Sluk for varmen, rør rosiner i og dæk med låg. Lad det sidde i 10 minutter.

c) Rør kanel og farin i.

d) Top med bananer.

92. Livlig Veggie Face Pizza

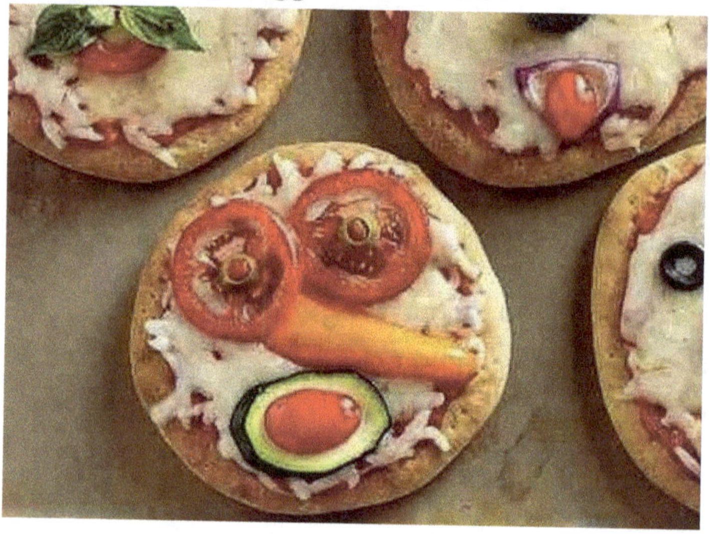

INGREDIENSER:

- 1 pita rund
- 2 spsk pizzasauce
- 3 spsk revet mozzarellaost
- Friske grøntsager i hakkede eller skiver

VEJBESKRIVELSE:

a) Forvarm ovnen til 350° grader.

b) Læg pitabrød på en bageplade.

c) Fordel pizzasauce jævnt over pitabrød.

d) Drys mozzarellaost over pizzasauce.

e) Form et ansigt ved at arrangere grøntsagsstykker over osten. Brug grøntsager, som dit barn nyder, og

f) Vær kreativ. Hårde grøntsager som gulerødder kan koges lidt på forhånd, hvis det er nødvendigt.

g) Bages ved 350° i cirka ti minutter.

93. Wiggly Worm Trail Mix

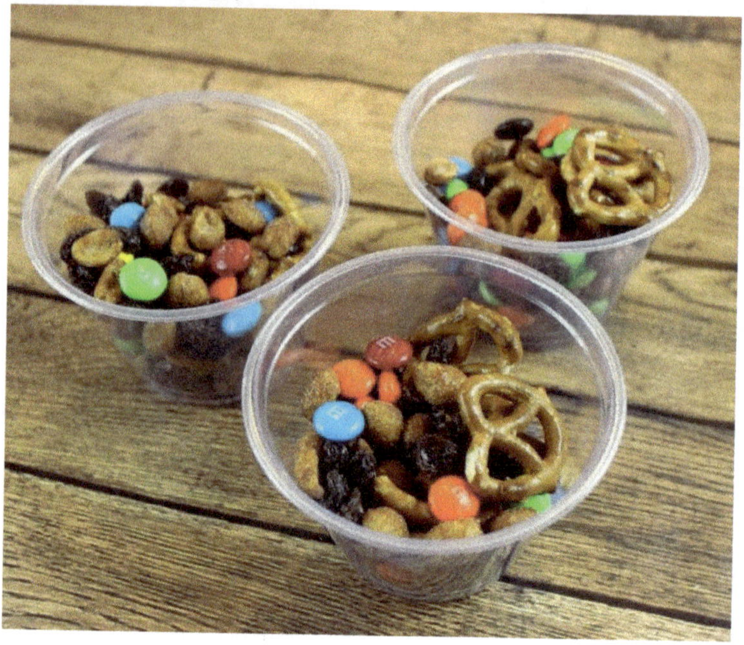

INGREDIENSER:

- 1 kop miniature kringler, enhver form
- 1 kop miniature bamse graham snacks, enhver smag
- 1 kop tørristede jordnødder
- 1 kop chokolade slik, enhver sort
- 1 kop gummi-orme
- Opbevaringsposer til enkeltservering eller andre små beholdere

VEJBESKRIVELSE:

a) Kom alle ingredienser i en stor skål og bland godt.

b) Fordel snackblandingen i enkeltserveringsbeholdere til fremtidige snacktrang.

94. Røntgen Veggie Skelet

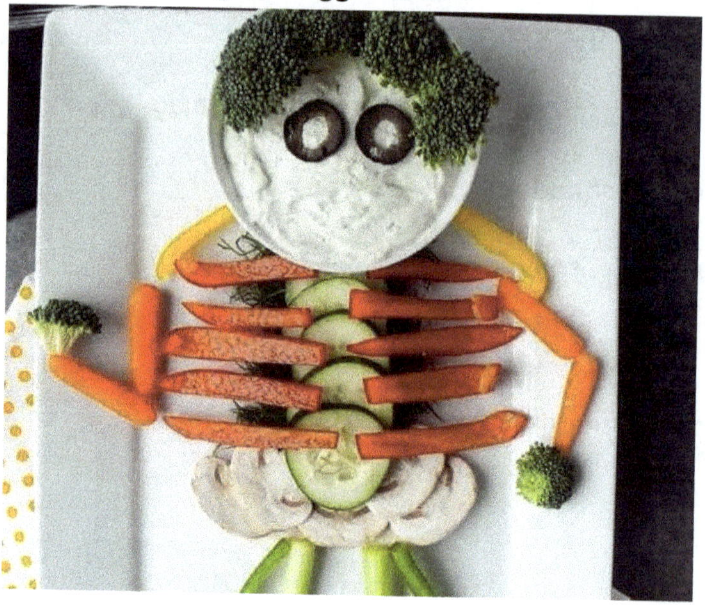

INGREDIENSER:

- 1 rød peberfrugt, skåret i strimler
- 1 lille agurk, skåret i tynde skiver
- 4 små selleristænger
- 2-4 små svampe, skåret i tynde stykker
- 8-10 små gulerødder
- 2 små druetomater
- 4 små broccoli- eller blomkålsbuketter
- 2 sorte oliven skiver
- 1 mørkegrønt salatblad
- $\frac{1}{4}$ kop ranch veggie dip

VEJBESKRIVELSE:

a) Placer en lille skål med grøntsager

b) dyp i toppen af en bageplade eller en anden rektangulær gryde for at danne skelettets hoved.

c) Riv salatbladet i små stykker og placer det rundt om toppen af dypskålen for at danne hår.

d) Skab rygsøjlen ved at arrangere 10-12 agurkeskiver i en linje under hovedet.

e) Skab skuldre med to selleristænger.

f) Skab arme med fire babygulerødder.

g) Skab hænder med en broccoli- eller blomkålsbukke placeret for enden af hver arm.

h) Skab ribben ved at arrangere seks peberfrugtskiver på hver side af agurkryggen.

i) Lav bækkenet med 14-16 svampeskiver.

j) Lav lårben med selleristænger.

k) Lav knæskaller med broccoli- eller blomkålsbuketter.

l) Skab underbenene med to små babygulerødder.

m) Skab fødder med små druetomater eller med broccoli- eller blomkålsbuketter.

95. Snazzy Snegle Snack Bites

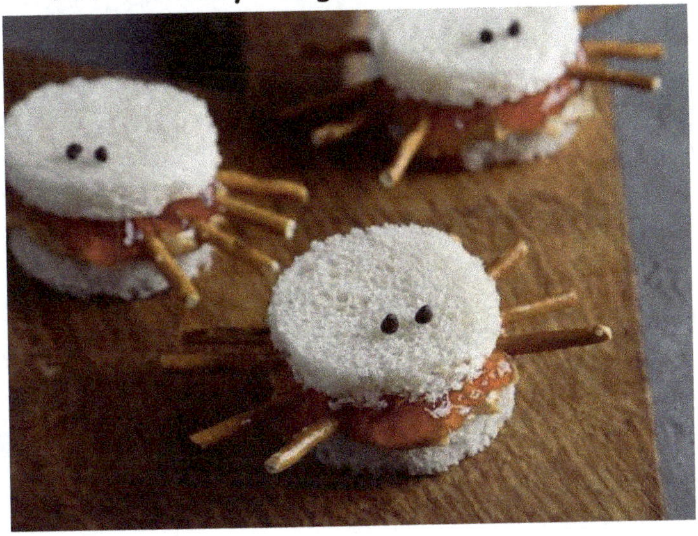

INGREDIENSER:

- 3 skiver brød, skorper fjernet
- 3 tsk jordnøddesmør
- 3 tsk gelé
- Mini kringlestave
- Tandstikkere

VEJBESKRIVELSE:

a) Fjern skorper fra brødskiver og flad hver skive med en kagerulle.

b) Fordel jordnøddesmør og gelé på hver skive brød.

c) Rul hver skive brød stramt sammen.

d) Skær hver rulle i to "snegle".

e) Form antenner ved forsigtigt at stikke to små kringlestave ind i hver snegl.

96. Velsmagende skildpaddegodbidder

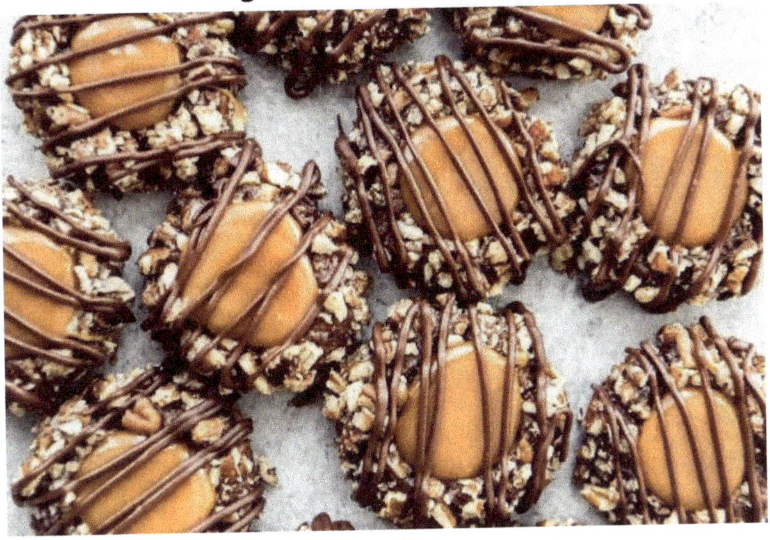

INGREDIENSER:

- 1 Granny Smith æble skåret i tre 1" tykke cirkulære skiver
- 12 druer
- Maddekorationspen eller minichokoladechips til øjne og næse

VEJBESKRIVELSE:

a) Læg en 1" tyk æbleskive på en tallerken.

b) Skær to eller tre druer i runde skiver.

c) Placer seks drueskiver på æbleskiven for at danne skildpaddens skal.

d) Placer en halv drue som skildpaddens hoved. Skab et ansigt på druen med en maddekorationspen eller ved at trykke minichokoladechips ind i druen.

e) Skær to druer i to og placer stykkerne som skildpaddens ben.

f) Skær en trekantet skive drue og placer den som din skildpaddes hale.

97. Øjeblikkelige insektnapper

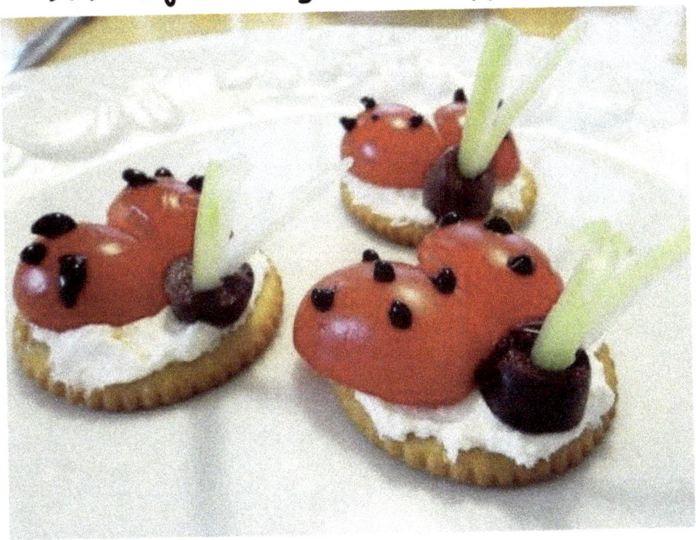

INGREDIENSER:

- 2 store eller 4 små cherrytomater
- 4 sorte oliven
- 4 runde kiks
- 2 ounce blødgjort flødeost eller hummus
- 1 stilk selleri

VEJBESKRIVELSE:

a) Fordel flødeost eller hummus på hver rund kiks.

b) Skær hver cherrytomat i to eller fire stykker afhængigt af tomatens størrelse.

c) Form mariehønens hoved ved at lægge en hel sort oliven i flødeosten på kanten af en kiks med hullet opad.

d) Form vinger ved at arrangere to tomatstykker under og til venstre og højre for olivenhovedet.

e) Skær en oliven i små stykker. Prik hver vinge med stykkerne.

f) Form antennerne ved at skære skiver af selleri i skiver. Indsæt to skiver i hullet på hver sort oliven.

98. Juicy Jiggly Cups

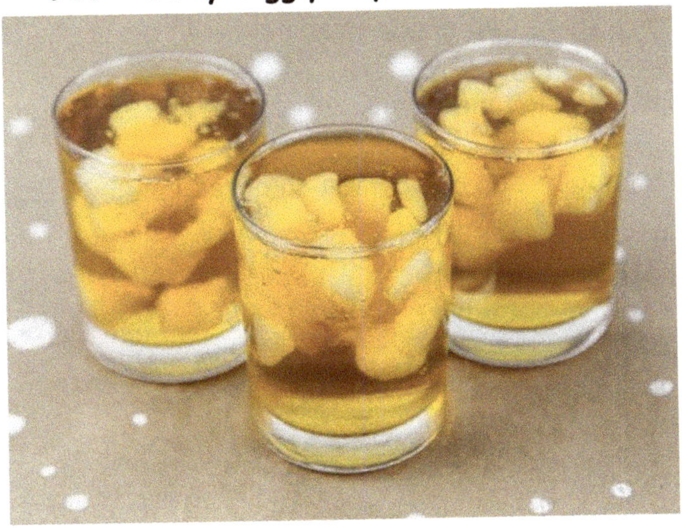

VEJLEDNING

a) Opvarm tre kopper juice i en gryde over medium varme.

b) Drys gelatine i en lille skål med den resterende kop saft.

c) Når saften koger, tages den af varmen og røres i gelatine/saftblandingen med et piskeris.

d) Stil på køl i cirka 30 minutter.

e) Stil på køl igen i en til to timer.

99. Mus Munchies

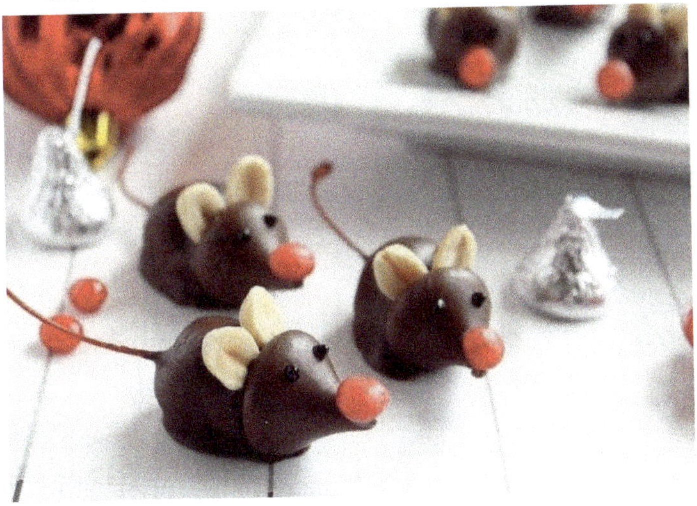

INGREDIENSER:

- 3 store friske jordbær
- 9 miniature chokolade chips
- 6 mandelskiver
- 3 røde lakridssnore
- 1 ounce ost, enhver sort, skåret i trekantede former

VEJBESKRIVELSE:

a) Skær en skive af siden af hvert jordbær, så de ligger fladt på en tallerken.

b) Tryk en chokoladenæse ind i hvert jordbær.

c) Tryk to chokolade-øjne ind i hvert jordbær.

d) Sæt to mandelører i skiver eller skiver i hvert jordbær.

e) Arranger jordbærene på en tallerken. Placer en lakridssnorshale bag hver mus.

f) Arranger osteformer rundt om tallerkenen - dine mus fortjener jo også en snack!

100. Nøddesmør Æble Nachos

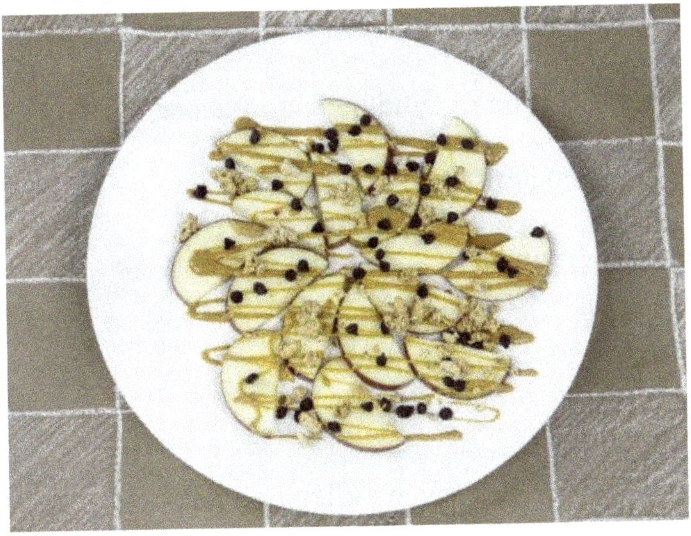

INGREDIENSER:

- 2 æbler, enhver sort, vasket og skåret i tynde skiver
- 4 spsk jordnøddesmør eller dit yndlingsnøddesmør
- 4 spsk granola, enhver sort
- 2 spsk mini chokoladechips

VEJBESKRIVELSE:

a) Smelt nøddesmør i mikrobølgeovnen eller i en dobbelt kedel.

b) Anret æbleskiver på en tallerken.

c) Dryp smeltet nøddesmør over æbleskiver.

d) Drys granola over varmt nøddesmør.

e) Drys chokoladechips over æble-nachos.

KONKLUSION

Keto-fedtbomber tilføjer sunde fedtstoffer til din kost, mens de holder den lavt kulhydrat og sukkerfri. Denne fedtbombeguide dækker alt, hvad du behøver at vide om keto-fedtbomber.

Fedtbomber (små frø- og nøddekugler bundet med højt kalorieindhold) har eksisteret i næsten et århundrede. Med indførelsen af den ketogene diæt for at hjælpe epilepsi i 1921, blev fedtbomber introduceret for at hjælpe børn med at spise en fedtrig diæt.